U0391757

糖尿病常见症状

中医治疗与调理手册

主　编　杨叔禹

人民卫生出版社

图书在版编目（CIP）数据

糖尿病常见症状中医治疗与调理手册/杨叔禹主编.—北京：
人民卫生出版社,2016

ISBN 978-7-117-23573-0

Ⅰ.①糖…　Ⅱ.①杨…　Ⅲ.①糖尿病-中医治疗法-手册
②糖尿病-食物疗法-手册　Ⅳ.①R259.871②R247.1

中国版本图书馆 CIP 数据核字(2016)第 277124 号

| 人卫智网 | www.ipmph.com | 医学教育、学术、考试、健康、购书智慧智能综合服务平台 |
| 人卫官网 | www.pmph.com | 人卫官方资讯发布平台 |

糖尿病常见症状中医治疗与调理手册

主　　编：杨叔禹
出版发行：人民卫生出版社（中继线 010-59780011）
地　　址：北京市朝阳区潘家园南里 19 号
邮　　编：100021
E - mail：pmph @ pmph.com
购书热线：010-59787592　010-59787584　010-65264830
印　　刷：三河市宏达印刷有限公司（胜利）
经　　销：新华书店
开　　本：787×1092　1/32　印张：14
字　　数：169 千字
版　　次：2017 年 1 月第 1 版　2017 年 11 月第 1 版第 2 次印刷
标准书号：ISBN 978-7-117-23573-0/R · 23574
定　　价：50.00 元
打击盗版举报电话：010-59787491　E-mail：WQ @ pmph.com
（凡属印装质量问题请与本社市场营销中心联系退换）

糖尿病常见症状
中医治疗与调理手册编委会

主　编　杨叔禹

编　者（按姓氏笔画为序）

王丽英	王琼瑜	刘　颖	闫　冰
汤巧燕	纪春敏	苏伟娟	杨　光
吴玉玲	吴秋英	余亚信	张玉娴
陈　政	陈弼沧	罗　宏	周　艺
赵能江	贺春梅	袁向明	郭艺娟
郭南京	黄献钟	黄源鹏	章　亭
曾华蓉	温月贤		

仝 序

糖尿病，以其典型之"三多一少"症状，从西方引入中国起，即被归属到中医"消渴"之范畴。中医自认治消渴，有几千年之历史、丰富之积淀，按消渴论治糖尿病一百多年矣，然降糖之效果，差强人意。何也？病之古今异轨，治之胶柱鼓瑟使然。糖尿病从前期、发病期、并发症期，全过程，消渴只是其中某一部分人群、某一个阶段病症而已。以一病之广阔时空，对应古时所见一证之狭窄逼仄，势必削足适履，步履艰难。故中医研究现代医学之疾病，不可简单地"病"与"证"对接，必须从临床实际出发，遵照中医思维，重新分类分期分证，再借鉴经方、名方，找出既可针对证候（状态），又能针对靶标的有效治疗方法，解决临床实际问题。所谓与时俱进，病类期态靶，理法方药量。

叔禹教授，糖尿病之大家也，现任中华中医药学会糖尿病专业委员会主任委员。集数十年临床之功力，对屡治罔效的临床症状，如疲乏无力、头晕目眩、多汗虚劳、心烦失眠、手足心热、肢体麻痛、大便秘结、腹泻等，逐一攻坚，多有斩获。充分发挥了中医治疗"症靶"之优势。不仅如此，叔禹教授带领厦门市糖尿病研究所，针对糖尿病并发症及一系列现代医学难解之临床症状，自主研发了平堂系列方1至5号，有效解决了患者的病痛困扰。

叔禹教授与时俱进，在厦门创新式建立了"糖尿病的三师共管"模式，由专科医师、家庭医师和健康管理师组成团队，对糖尿病患者进行从医院到社区的一体化、全程的管理。

为了更好地帮助糖尿病患者与专科医生，叔禹教授和他的团队，组织编写了适合医生和糖尿病患者学习的科普书籍，把他们经年积攒之经验、效方奉献出来，力求内容详尽，选方精准。

愿此书付梓，成为医生之肘后，患者之福音。

仝小林

二零一六年十二月三日写于知行斋

纪

○

序

　　我国是认识糖尿病最早的国家，《黄帝内经》中就有"消渴"的记载。中医学早在 2000 年前就认识到不良的生活方式是糖尿病发生的原因之一。但是，令人忧虑的是，我国已成为全球糖尿病患病人数最多的国家，而且患病率仍然在攀升中。

　　糖尿病是一种综合征，高血糖只是糖尿病的表现之一。降低血糖可以改善和糖尿病相关的症状、体征和并发症。但是改善与高血糖无关的症状、体征和并发症需要其他的包括中医学在内的手段。采用中西医结合的方法全面管理糖尿病，以减少糖尿病并发症发生的风险，提高糖尿病患者的生活质量和总体感觉，是今后糖尿病管理的更高目标。

糖尿病的治疗和管理应该是连续的，只有这样才能保证病情得到及时监测和干预，并最终减少糖尿病并发症发生的风险。而我国目前糖尿病的管理远远未实现一体化的、全程连续的管理，这也是造成合并症发生及致死、致残率不能得到扼制的原因之一。

杨叔禹医师长期致力于糖尿病的临床和研究工作，在厦门创新性建立了"糖尿病的三师共管"模式，由专科医师、家庭医师和健康管理师组成团队，对糖尿病患者进行一体化、全程的管理，已历三年，初现成效。这不但是糖尿病患者的福音，也为我国医疗改革和在全国改进包括糖尿病在内的慢性疾病的管理提供了可借鉴的模板。

此书是杨叔禹医师行医多年从中医学角度改善糖尿病患者生活质量和总体感觉临床实践的心得之作。相信该著作对广大医务人员和糖尿病患者的糖尿病管理有锦上添花之效用。

北京大学人民医院

纪立农

2016 年 12 月

翁

○

序

来参观过中山大学医科（原中山医科大学）标志性建筑的同行一定记得这副对联："医病医身医心，救人救国救世。"仔细想想，我们临床工作者的治病应该是以什么指标来衡量？尤其对糖尿病、高血压这样常见而又影响人群广泛的疾病。

就糖尿病而言，如何评价糖尿病的临床疗效？实验室生化检测指标是衡量临床疗效的唯一标准吗？

中医、西医均对糖尿病有深刻的认识，其共性的地方很多，如基本均采用生化指标（血糖、糖化血红蛋白、血脂等）来评估糖尿病治疗得好或差。作为临床医师也应该必须定期、及时监测这些指标，以此为临床依据，调整治疗方案。然而在临床上我们很多糖尿病患者即使生化指标正常了，仍然有或多或少的症状和体征。这些症状和体征困扰着患者，值得引起临床医生的重视和关切，我们医病也要医身。

读了中医界翘楚杨叔禹医师主编的这本手册，我深受启发。这本书目的是关注解决患者的症状，试图采用中医药方法改善、提高患者的生活质量，追求更加全面的、人性化的临床效果。这也是我所认识的医学，和中山医传统中的一环，医病已医身。

应该说，临床疗效的评价应该着眼于全面的、综合的评价，除了生物的，还有社会的、心理的内容。也因此，我衷心期望将来我们西医中医一起努力探索，对糖尿病患者医病医身也医心！

当然，重要的是当下。杨叔禹教授将其多年的心得以著作形式与同行分享，实乃医者和患者之幸事。

邀我为序，我欣然从命，与大家分享

我先读为快的体会。最后，衷心感谢叔禹
教授的信任！

翁建平　医生

教育部长江学者特聘教授　国家杰出

青年基金获得者

国家重点学科　学科带头人

中山大学附属第三医院内分泌与代谢病

学科二级教授

中山大学广东省糖尿病防治重点

实验室主任

中山大学广东省糖尿病防治

研究中心主任

2016 年 12 月

贾

序

我们在临床工作中发现，很多糖尿病患者即使血糖等生化指标已"达标"了，但是，仍然被一些症状和不适所困扰，如腹泻、便秘、失眠、皮肤瘙痒、手足麻木、性功能障碍等。这些症状严重影响着患者的生活质量。

这些患者主述的症状或出现的体征，很多属于消化系统、神经系统、皮肤、泌尿系统等专科诊疗范围。但细究病因，其实是糖尿病引起的，解除或缓解这些症状，是我们糖尿病专科医生的责任。

试想，假使医生只盯着实验室指标而不去关注患者的感受、症状、不适，肯定不是完整的医疗。当然，实验室生化检测指标也是病情转归的标志，但并不是全部。

杨叔禹医师是中华中医药学会糖尿病分会的主任委员，多年探索应用中医药疗法改善患者临床症状的用心良苦，希望给临床工作者和病友带来益处。

上海市第六人民医院

贾伟平

2016 年 12 月

前言

　　我们在临床上诊疗糖尿病，尤其是评价治疗效果时，一定特别关注患者的那些实验室生化检测指标，如血糖、血脂、糖化血红蛋白……而往往对患者的主述、症状，却较少关注。

　　是的，这些生化监测指标固然重要，但患者的这些症状，却决定着患者生活质量的高与低。

　　无论是医生，还是患者，人们常常看到：很多"糖友"，即使血糖、糖化血红蛋白等实验室生化指标，都控制很理想了，但他们却仍然被一些"症状"困扰着，如便秘、腹泻、失眠、忧郁、口干、自汗盗汗、尿频、性功能障碍……这些都或轻或重地影响着患者的生活质量。

　　试问：虽然"糖友"的生化监测指

标已控制理想了，但他仍然被这些症状日夜纠缠，而无法正常生活，或质量不高，这能说我们医生的任务完成了吗？这能算"治疗达标"吗？

我们常常看到："糖友"们的这些常见症状，在内分泌代谢科、糖尿病科医生看来，那都是"别科的活儿"，分别归属神经内科、泌尿科、消化科……等等其他兄弟专科。而其他专科又因为已确诊为"糖尿病"，而认为"专业不对口"。结果，这些痛苦的"糖友"，在各科之间辗转、游移。

我们认为，糖尿病是一种涉及多系统、多脏器的慢性综合性疾病，在临床上，医生当然要重视生化检测指标，因为这是判断血糖控制优劣的"金标准"。但是，医生更应重视患者的生活质量，在诊疗中注意解除那些困扰患者的"症状"。

我们要关注"病"，更要关注"得病的人"。提高"糖友"的生活质量，才是我们的最高追求和境界！而提高生活质量的重要一面，就是解除或舒缓"糖友"的症状等。

中医的特点和优势正是"整体辨证""综合调理"。对具有综合性特点的慢性病，非常契合。古代医家所谓"大方脉"，大抵就是"大内科"或"内科全科医生"。而中医的"辨证施治"，本质上就是针对"症状群"进行辨析对症下药的。从中医药宝库中挖掘提高"糖友"生活质量的有效方法，是我们坚持多年的探索，在临床上已有一些疗效和体会。愿意奉献给人们，共同研究、实践、加以提高。

希望，中医药对糖尿病患者有更大帮助！

杨叔禹

2016 年 9 月

目

录

咳　嗽

一、糖尿病伴咳嗽的定义

咳嗽是机体的防御反射，有利于清除呼吸道分泌物和有害因子，但频繁剧烈的咳嗽对患者的工作、生活和社会活动造成严重的影响。临床上通常按时间将咳嗽分为3类：时间<3周为急性咳嗽，3~8周为亚急性咳嗽，≥8周为慢性咳嗽。糖尿病伴咳嗽是指糖尿病患者因血糖控制欠佳，易出现咳嗽、咳痰等呼吸系统症状。

二、现代医学对糖尿病伴咳嗽发病机制的认识

糖尿病患者血糖控制欠佳，机体抵抗力下降，容易导致肺炎、肺结核等呼吸系

统疾病，继而出现咳嗽等不适。具体发病机制如下：

1. **急性咳嗽的常见病因**　普通感冒、急性气管-支气管炎。

2. **亚急性咳嗽的常见病因**　感染后咳嗽、上气道咳嗽综合征（鼻部疾病引起分泌物倒流鼻后和咽喉等部位，直接或间接刺激咳嗽感受器，导致以咳嗽为主要表现的综合征）、咳嗽变异性哮喘（一种特殊类型的哮喘，咳嗽是其唯一或主要临床表现，无明显喘息、气促等症状或体征，但有气道高反应性）。

3. **慢性咳嗽的常见病因**　咳嗽变异性哮喘、上气道咳嗽综合征、嗜酸性粒细胞支气管炎（一种以气道嗜酸性粒细胞浸润为特征的非哮喘性支气管炎，气道高反应性阴性，主要表现为慢性咳嗽，对糖皮质激素治疗反应良好）、胃食管反流性咳嗽（因胃酸和其他胃内容物反流进入食管，导致以咳嗽为突出表现的临床综合征，是慢性咳嗽的常见原因）。

4. 慢性咳嗽的其他病因　变应性咳嗽（某些慢性咳嗽患者，具有一些特应性的因素，抗组胺药及糖皮质激素治疗有效，但不能诊断为支气管哮喘、变应性鼻炎或嗜酸性粒细胞支气管炎）、慢性支气管炎、支气管扩张症、气管-支气管结核、血管紧张素转化酶抑制剂（ACEI）诱发的咳嗽、支气管肺癌、心理性咳嗽。

三、中医对糖尿病伴咳嗽的认识

咳嗽的病因分为外感、内伤两大类。外感咳嗽为风寒和风热等外邪侵袭肺系，内伤咳嗽为脏腑功能失调，痰湿、痰热、肝火等内邪干肺。内外之邪引起肺失宣肃，肺气上逆。中医学认为，糖尿病以阴虚为本，燥热为标，风寒和痰湿之邪易"从阳化火"，故临床常见风热犯肺、痰热郁肺、肺阴亏虚或肝火犯肺四证。

四、糖尿病伴咳嗽的中医辨证分型治疗

1. 风寒袭肺证

症见：咳嗽声紧，咳痰稀薄色白，常伴鼻塞，流清涕，头痛，肢体酸楚，或见恶寒发热，无汗，舌苔薄白，脉浮紧。

治法：疏风散寒，宣肺止咳。

代表方：三拗汤（《太平惠民和剂局方》）合止嗽散（《医学心悟》）加减。

主要药物：麻黄 9g，杏仁 9g，桔梗 9g，前胡 9g，橘皮 9g，金沸草 10g，甘草 3g。

中成药：通宣理肺丸，每次 6g，每天 3 次。

诊治要点：糖尿病患者阴虚为本，燥热为标，临证时不可过用麻黄、荆芥等辛热之品，以防伤及阴液。

2. 风热犯肺证

症见：咳嗽频剧，气粗或声音嘶哑，

咽喉疼痛，痰黄黏，常伴流黄涕，口渴，头痛，或见恶风，发热，舌苔薄黄，脉浮数。

治法：疏风清热，宣肺止咳。

代表方：桑菊饮（《温病条辨》）加减。

主要药物：桑叶 12g，菊花 12g，薄荷 9g，连翘 12g，金银花 12g，前胡 10g，牛蒡子 10g，杏仁 9g，桔梗 9g，浙贝母 10g，枇杷叶 10g。

中成药：银翘散，每次 1 包，每日 3 次。

诊治要点："治上焦如羽，非轻不举。"此期用药应以桑叶、菊花、金银花、连翘等轻灵之品为主，尽量不用黄芩、黄连等苦寒之品，以防药过病所。

3. 痰湿蕴肺证

症见：咳嗽反复发作，咳声重浊，痰多黏稠，色白，胸闷脘痞，神疲体倦，舌苔白腻，脉濡滑。

治法：燥湿化痰，理气止咳。

代表方：二陈平胃散（《太平惠民和剂局方》）合三子养亲汤（《韩氏医通》）加减。

主要药物：法半夏 12g，陈皮 10g，茯苓 10g，白术 10g，厚朴 9g，杏仁 9g，佛耳草 10g，紫菀 10g，款冬花 10g，前胡 10g，白前 10g。

中成药：二陈丸，每次 10 丸，每天 2 次。

诊治要点："脾为生痰之源"，故应重视使用白术、茯苓等健脾化湿之品，从源头上杜绝痰湿之邪。

4. 痰热郁肺证

症见：咳嗽气粗，痰多黄黏，或痰中带血，或身热、口干，舌红，苔黄腻，脉滑数。

治法：清热肃肺，化痰止咳。

代表方：清金化痰汤（《统旨方》）加减。

主要药物：黄芩 10g，知母 10g，桑白皮 10g，杏仁 9g，川贝母 10g，瓜蒌

10g，海蛤壳 6g，竹沥 10g，半夏 10g，射干 10g。

中成药：清金止咳化痰丸，每次 6g，每天 3 次。

诊治要点：黄芩、知母等苦寒之品应"中病即止"，以防"化燥伤阴"和伤及脾胃。

5. 肺阴亏虚证

症见：干咳，痰少白黏，或痰中带血丝，声音嘶哑，口干咽燥，午后潮热，颧红，盗汗，消瘦，神疲，舌红少苔，脉细数。

治法：滋阴润肺，化痰止咳。

代表方：沙参麦冬汤（《温病条辨》）加减。

主要药物：沙参 10g，麦冬 10g，天花粉 10g，玉竹 10g，百合 10g，川贝母 10g，杏仁 9g，桑白皮 12g，地骨皮 10g。

中成药：养阴清肺丸，每次 1 丸，每天 2 次。

诊治要点：为避免"滋腻留邪"，故

要在确认外邪已清的情况下才能使用滋阴润肺之品。如余热未清，则应加入功劳叶、银柴胡、青蒿、鳖甲、胡黄连以清热。

6. 肝火犯肺证

症见：咳逆上气，面赤，口苦咽干，痰黏滞量少，胸胁胀痛，咳时引痛，症状随情绪波动而增减，舌红，苔薄黄少津，脉弦数。

治法：清泻肺热，顺气降火。

代表方：黛蛤散（验方）合加减泻白散（《医学发明》）加减。

主要药物：黛蛤散 6g，桑白皮 10g，地骨皮 10g，黄芩 9g，桔梗 9g，枳壳 9g，栀子 6g，丹皮 6g，苏子 10g，竹茹 10g，枇杷叶 10g。

中成药：泻白丸，每次 1 丸，每天 2 次。

诊治要点：此期，苦寒药应"中病即止"，清肺不伤脾胃。肝火宜疏，肺气宜降，酌情使用桔梗、枳壳等理气药。

附：糖尿病伴咳嗽辨证论治一览表

证型	辨证要点	方药
风寒袭肺	咳紧，痰薄白，清涕，舌苔薄白	三拗汤合止嗽散加减（麻黄9g、杏仁9g、桔梗9g、前胡9g、橘皮9g、金沸草10g、甘草3g）
风热犯肺	咳剧，咽痛，痰黄，黄涕，舌苔薄黄	桑菊饮加减（桑叶12g、菊花12g、薄荷9g、连翘12g、金银花12g、前胡10g、牛蒡子10g、杏仁9g、桔梗9g、浙贝母10g、枇杷叶10g）
痰湿蕴肺	咳声重浊，痰白黏，舌苔白腻	二陈平胃散合三子养亲汤加减（法半夏12g、陈皮10g、茯苓10g、白术10g、厚朴9g、杏仁9g、佛耳草10g、紫菀10g、款冬花10g、前胡10g、白前10g）
痰热郁肺	咳嗽气粗，痰黄黏，舌红，苔黄腻	清金化痰汤加减（黄芩10g、知母10g、桑白皮10g、杏仁9g、川贝母10g、瓜蒌10g、海蛤壳6g、竹沥10g、半夏10g、射干10g）
肺阴亏虚	干咳，痰少，口干，舌红少苔	沙参麦冬汤加减（沙参10g、麦冬10g、天花粉10g、玉竹10g、百合10g、川贝母10g、杏仁9g、桑白皮12g、地骨皮10g）
肝火犯肺	咳逆，痰黏少，胁痛，舌红，脉弦	黛蛤散合加减泻白散加减（黛蛤散6g、桑白皮10g、地骨皮10g、黄芩9g、桔梗9g、枳壳9g、栀子6g、丹皮6g、苏子10g、竹茹10g、枇杷叶10g）

五、糖尿病伴咳嗽的其他
中医疗法

1. 穴位按摩 常用穴：肺俞、膻中、肾俞、天突、足三里、大椎、风门、心俞、丰隆、膏肓俞、脾俞、鱼际等。

2. 药膳

（1）痰热郁肺证：薏苡仁30g（捣成碎末），猪肺1个（洗净，颜色呈白色），冬瓜仁、冬瓜皮、麦冬各15g，置于锅内，加水适量。先用大火煮沸，后以微火煮烂，即可食用。

（2）痰湿蕴肺证：橘红1片，绿茶4~5g，一起放入杯中，用沸水冲泡，可以经常饮用。

（3）肺阴亏虚证：银耳10g（浸软洗净），百合15g，北沙参、麦冬各10g，西洋参5g（洗净，切薄片），一起放入锅中，加适量水同煮，待银耳软烂温服。

（4）肝火犯肺证：苦瓜100g，陈皮

10g，山楂 10g，一起放入锅中，加适量水同煮，喝汤。

3. 代茶饮

（1）风寒袭肺证：金沸草 5g，苏叶 5g，杏仁 3g，生姜 3 片，沸水冲泡代茶饮。

（2）风热犯肺证：菊花 5g，薄荷 5g，金银花 5g，桔梗 3g，沸水冲泡代茶饮。

（3）痰湿蕴肺证：陈皮 5g，杏仁 3g，佛耳草 5g，莱菔子 5g，沸水冲泡代茶饮。

（4）痰热郁肺证：竹沥 5g，鱼腥草 5g，芦根 5g，平地木 5g，沸水冲泡代茶饮。

（5）肺阴亏虚证：沙参 5g，麦冬 5g，玉竹 5g，百合 5g，沸水冲泡代茶饮。

（6）肝火犯肺证：白菊花 5g，穿心莲 1g，沸水冲泡代茶饮。

六、名中医治顽咳验方

1. 徐经世治疗顽固性咳嗽经验方

沙参 12g，桔梗 10g，杏仁 10g，麻黄 3g，

蝉蜕 6g，黄芩 10g，佛耳草 12g，五味子 10g，首乌藤 25g，车前草 5g，甘草 5g。

2. **黄煌治疗感冒后咳嗽经验方** 柴胡 12g，黄芩 10g，半夏 10g，党参 10g，厚朴 15g，茯苓 20g，苏梗 10g，干姜 5g，大枣 20g。

3. **路志正治疗外感风热、肝经郁热久咳经验方** 桑叶 9g，旋覆花 10g，薄荷 6g，桔梗 10g，杏仁 10g，川贝母 9g，枇杷叶 12g，黄芩 10g，黛蛤散 8～12g，白芍 10g，天冬 10g，陈皮 9g，生甘草 3g。

4. **赵棻治疗胃食管反流性咳嗽经验方** 木蝴蝶 12g，枇杷叶 9g，杏仁 7g，百部 12g，厚朴 9g，枳壳 9g，旋覆花 9g，代赭石 15g，郁金 9g，麦谷芽各 30g，海螵蛸 20g，甘草 5g。

七、按 语

1. 中医认为咳嗽的病机为内外之邪引起肺失宣肃，肺气上逆，故咳嗽的治疗要点在于祛邪、宣肺、理气、化痰。

2. 糖尿病患者常见阴虚燥热、脾胃气虚，故不可过用温燥或苦寒之品，避免燥热伤阴或伤及脾胃。

3. 糖尿病患者免疫力低下，易罹患呼吸道感染性疾病，且病情常迁延不愈，故平时可多进行穴位按摩、食疗调摄和养生功法锻炼，以提高机体的抗病力。对于虚证表现比较明显的患者，在祛邪的基础上可酌情配伍使用党参、黄芪、白术等补益药。

4. 要严格据证用药，切不可一见"炎症"辄用清热解毒药。

5. 应详细询问病史，体检病人，进行必要的理化检查，以明确咳嗽的病因，然后针对病因进行治疗，切不可一味"见咳止咳"。

6. 由于糖尿病患者较易罹患肺结核和肺癌，肺部 CT 检查有助于发现胸片不易发现的病灶，应列为糖尿病合并慢性咳嗽的常规检查。

7. 要严格掌握抗生素和激素的适应证。感染后咳嗽为自限性，多能自行缓解，通常不必使用抗生素。多数慢性咳嗽与感染无关，无需使用抗菌药物治疗。咳嗽原因不明或不能除外感染时，慎用口服或静脉糖皮质激素。

（执笔人：吴秋英）

参 考 文 献

1. 中华医学会呼吸病学分会哮喘学组. 咳嗽的诊断与治理指南（2009 版）［J］. 全科医学临床与教育，2009，7（3）：453-456.

2. 单书健，陈子华. 古今名医临证金鉴：咳喘肺胀卷［M］. 第 2 版. 北京：中国中医药出版社，2011.

失　眠

一、糖尿病性失眠的定义

失眠通常指患者对睡眠时间和（或）质量不满足并影响白天社会功能的一种主观体验。临床常见的失眠形式有：①睡眠潜伏期延长：入睡时间超过 30 分钟；②睡眠维持障碍：夜间觉醒次数≥2 次或凌晨早醒；③睡眠质量下降：睡眠浅、多梦；④总睡眠时间缩短：通常少于 6 小时；⑤日间残留效应：次晨感到头昏、精神不振、嗜睡、乏力等。

失眠根据病程分为：①急性失眠，病程＜1 个月；②亚急性失眠，病程≥1 个月，＜6 个月；③慢性失眠，病程≥6 个月。糖尿病性失眠则是指糖尿病患者并发失眠症状，通常指的是慢性失眠。

二、现代医学对糖尿病性失眠
发病机制的认识

1. 糖尿病是一种代谢紊乱性疾病，糖代谢紊乱的同时常伴蛋白质、脂肪、维生素、微量元素等的代谢障碍。维生素中尤以 B 族为甚，B 族维生素中的维生素 B_1、烟酰胺是大脑必需的，它们的减少会造成轻度脑功能障碍而出现失眠、记忆力减退、疲乏等。

2. 抑郁、焦虑等心理障碍因素。糖尿病作为终生性疾病，病程较长，后期可引起各种慢性并发症，使患者出现焦虑及抑郁等心理障碍，继而出现睡眠异常。

3. 躯体不适。糖尿病引起的症状及并发症，如口干多饮、多尿、多食易饥、皮肤瘙痒、四肢麻木疼痛等不适，均可影响睡眠。

4. 高血糖或低血糖均会影响睡眠。糖尿病患者容易出现低血糖，尤其是夜间低血糖，部分患者睡眠期间出现做噩梦、烦躁不安或呼喊，影响睡眠。

5. 因慢性高血糖导致脑动脉硬化、微循环障碍、脑组织供血不足、神经元和神经纤维损伤以及糖化血红蛋白增高等复杂的病理生理原因，糖尿病患者极易引起失眠。

三、中医对糖尿病性 失眠的认识

失眠在中医多称为"不寐"。中医学认为失眠是由心神失养或心神不安所致，以经常不能获得正常睡眠为特征的一类病证。

中医学认为，糖尿病患者阴虚为本，阴阳失交，阳不入阴，所以不能安睡。病位在心，与肝、脾、肾密切相关。

四、糖尿病性失眠的中医辨证 分型治疗

中医药治疗糖尿病性失眠的优势：以

辨证论治为纲，在认识病因病机的基础上，采用调理脏腑和镇静安神相结合，虽然在起效方面不如西药安眠药类起效快，但是在不良反应、复发率以及成瘾性方面优于西药。

具体辨证论治如下：

1. 肝火扰心证

症见：失眠多梦，急躁易怒，伴有头晕头胀，目赤耳鸣，口干苦，便秘尿黄，舌红苔黄，脉弦数。

治法：疏肝泻火，镇心安神。

代表方：龙胆泻肝汤（《医方集解》）加减。

主要药物：龙胆草 6g，黄芩 10g，栀子 10g，柴胡 6g，生地 20g，泽泻 10g，北沙参 10g，柏子仁 20g，当归 6g，甘草 6g。

中成药：龙胆泻肝丸，每次 3~6g，每日 2 次；茵胆平肝胶囊，每次 2 粒，每日 2~3 次。

诊治要点：糖尿病初期，火热较盛，

临床见诸多热象，故以清热为主。此方专用于热盛体质尚健者，不可用于虚者。

2. 瘀血内阻证

症见：失眠日久，躁扰不宁，夜多惊梦，夜不能睡，夜寐不安，面色青黄，或面部色斑，胸痛、头痛日久不愈，痛如针刺而有定处，或呃逆日久不止，或饮水即呛，干呕，或内热瞀闷，或急躁善怒，或入暮潮热，舌质黯红、舌面有瘀点，唇黯或两目暗黑，脉涩或弦紧。

治法：活血化瘀。

代表方：血府逐瘀汤（《医林改错》）加减。

主要药物：当归 10g，生地黄 20g，桃仁 10g，红花 8g，川芎 10g，柴胡 10g，桔梗 10g，川牛膝 15g，枳实 10g，赤芍 10g，炙甘草 10g，香附 6g。

中成药：血府逐瘀口服液，每次 10ml，每天 3 次。

诊治要点：所谓"久病入络"，糖尿病日久，气血瘀滞，故见面青唇黯、头痛身痛、舌黯瘀斑、脉涩脉弦等表现。本证以活血为主，有出血性倾向者慎用。

3. 心脾两虚证

症见：失眠多梦，不易入睡，睡而不实，易醒，醒后难以复寐，心悸健忘，神疲头晕，四肢倦怠无力，面色萎黄，口淡无味，腹胀食少，便溏，舌淡苔薄，脉细无力。

治法：补益心脾，养血安神。

代表方：归脾汤（《济生方》）加减。

主要药物：太子参 20g，白术 10g，黄芪 20g，当归 10g，茯神 20g，远志 10g，酸枣仁 20g，黄精 20g，木香 6g，红枣 10g。

中成药：归脾丸，每次 6g，每日 3次。人参归脾丸，每次 1 丸，每日 2 次。

诊治要点：糖尿病病久累及心脾，致心血不足、脾胃虚弱，故治疗上需养心健脾并行。此方用于虚证患者，对于热象重的热证患者不适用。

4. 心肾不交证

症见：失眠多梦，入睡困难，心烦心悸，伴头晕耳鸣，腰膝酸软，潮热盗汗，五心烦热，口干，男子遗精，女子月经不调，舌红少苔，脉细数。

治法：滋阴降火，交通心肾。

代表方：左归丸（《景岳全书》）加减。

主要药物：熟地黄 30g，山药 10g，山萸肉 20g，菟丝子 10g，枸杞 10g，鹿角胶 10g，龟甲胶 10g，川牛膝 10g，茯神 20g，酸枣仁 20g。

中成药：天王补心丹，每次 1 丸，每日 3 次；六味地黄丸，每次 6g，每日 2 次。

诊治要点：糖尿病日久，伤及肾阴肾阳。本方以滋养肾阴为主，兼顾温肾阳以阴阳双补。注意本方用于有热象者时，其热为虚热而非实热。

5. 心胆气虚证

症见：失眠，多噩梦，易惊醒，平素

易受惊，终日紧张心慌，气短汗出，倦怠乏力，舌淡，脉弦细。

治法：益气镇惊，安神定志。

代表方：安神定志丸（《医学心悟》）合酸枣仁汤（《金匮要略》）加减。

主要药物：太子参 20g，茯神 20g，茯苓 10g，石菖蒲 10g，远志 10g，龙齿 15g，酸枣仁 20g，知母 10g，川芎 6g，黄精 10g，炙甘草 10g。

中成药：枣仁安神颗粒，每次 5g，每日 1 次，睡前口服。

诊治要点：此方适用于糖尿病患者尤其是老年患者，心气不足，胆虚易惊，以补心为主。

附：糖尿病性失眠辨证论治一览表

证型	辨证要点	方药
肝火扰心	失眠，易怒，头晕目赤，便秘尿黄，舌红苔黄，脉弦数	龙胆泻肝汤加减（龙胆草 6g，黄芩 10g，栀子 10g，柴胡 6g，生地 20g，泽泻 10g，北沙参 10g，柏子仁 20g，当归 6g，甘草 6g）

续表

证型	辨证要点	方药
瘀血内阻	夜多惊梦，面青黄或色斑，胸痛、头痛日久不愈，痛如针刺，舌质黯红、舌面瘀点，脉涩或弦紧	血府逐瘀汤加减（当归10g，生地黄20g，桃仁10g，红花8g，川芎10g，柴胡10g，桔梗10g，川牛膝15g，枳实10g，赤芍10g，炙甘草10g，香附6g）
心脾两虚	失眠易醒，心悸健忘，食少便溏，舌淡苔薄，脉细无力	归脾汤加减（太子参20g，白术10g，黄芪20g，当归10g，茯神20g，远志10g，酸枣仁20g，黄精20g，木香6g，红枣10g）
心肾不交	入睡困难，心烦心悸，腰膝酸软，五心烦热，口干，舌红少苔，脉细数	左归丸加减（熟地黄30g，山药10g，山萸肉20g，菟丝子10g，枸杞10g，鹿角胶10g，龟甲胶10g，川牛膝10g，茯神20g，酸枣仁20g）
心胆气虚	失眠，易醒。平素易受惊，气短汗出，舌淡，脉弦细	安神定志丸合酸枣仁汤加减（太子参20g，茯神20g，茯苓10g，石菖蒲10g，远志10g，龙齿15g，酸枣仁20g，知母10g，川芎6g，黄精10g，炙甘草10g）

五、糖尿病性失眠的其他中医疗法

1. 针灸

（1）**热敏灸疗法**：热敏穴位以头面部、腰背部及小腿内侧为主，集中在百会、至阳、心俞、脾俞、胆俞、三阴交等区域。每次选取上述 2～3 组穴位。每次治疗以灸至感传消失为度，每天 1～2 次。10 次为 1 个疗程。疗程间休息 2～5 天，共 2～3 个疗程。

（2）**浅针疗法**：取印堂、太渊（双侧）、太溪（双侧）、大陵（双侧），用补法。若兼有外感或胃肠紊乱者，加合谷（双侧）、足三里（双侧），用泻法；兼喘咳，加期门（双侧）、足三里（双侧）、列缺（双侧），用补法；兼虚烦、惊悸者，加气海、三阴交（双侧），用补法；兼胁痛、易怒，加章门（双侧）、气冲（双侧），用泻法。每日 1 次，10 次为 1

个疗程，疗程间隔 1 周。

2. 中药穴位贴敷　以神阙、涌泉为主，配合三阴交、神门。处方：夜交藤、酸枣仁、丹参，比例为 1∶1∶1。将中药研成粉末，用温水稀释，与凡士林调成膏状，制成厚约 0.5cm、大小约 3cm × 3cm 的药饼，敷于穴位，胶布固定，每天 1 次。

3. 耳针

选穴：神门（三角窝内，对耳轮上下脚分叉处稍上方）、皮质下（对耳屏内侧面）。另外，可配心、脾、肾、枕、交感、内分泌、神经衰弱点等。

操作：治疗前先用耳穴探测棒在耳穴上寻找阳性点，用 75% 乙醇溶液消毒耳廓后用耳针或将粘有王不留行的胶布对准选定的耳穴贴紧并加压，使患者有酸麻胀痛或发热感。失眠伴头晕头痛、急躁易怒者用重手法，年老体弱、倦怠纳差者用轻手法，每天自行按压 2 ~ 3 次，每次每穴 30 秒。上述治疗隔日进行 1 次，5 次为 1

个疗程。

4. 药膳及代茶饮

（1）花生叶：鲜品 70g，水煎代茶饮。

（2）龙眼肉 5g，酸枣仁 6g，沸水冲泡代茶饮。适用于血虚失眠。

（3）灵芝 6g，桑椹 5g，沸水冲泡代茶饮。适用于虚证失眠。

（4）茯神 5g，夜交藤 5g，浮小麦 5g，水煎代茶饮。

（5）百合 30g，淮小麦 30g，莲肉 15g，夜交藤 15g，大枣 10g，甘草 6g，水煎服。（路志正方）

5. 中药外用泡脚　首乌藤 30g、合欢皮 30g、石菖蒲 10g、赤芍 10g、艾叶 20g 为基本方，水煎后取汁，睡前 20 分钟左右浸泡双脚。单纯温水泡脚也有一定疗效。

6. 运动疗法　八段锦、太极拳等舒缓型运动对失眠有一定帮助作用。

六、按 语

1. 失眠是多种疾病的常见伴发症状，因此必须注意分辨引起失眠的病因。除了环境因素、精神因素、行为因素、年龄因素、饮食药物因素外，尚需注意分辨患者除了糖尿病外，是否还有诸如甲状腺功能亢进症、高血压、肺源性心脏病、冠心病、围绝经期综合征、中枢神经系统病变等其他疾病。

2. 无论是否为继发，失眠均与精神类疾病密切相关，因此有必要对患者进行抑郁、焦虑状态的评估。

3. 降糖为首要原则，治疗上首先将血糖控制平稳。

4. 重视精神调节，避免过度紧张、兴奋、焦虑、抑郁、愤怒等不良情绪的刺激，保持心境平和，心情舒畅。心理治疗在失眠的治疗中占有重要的地位，必要时心理医生进行心理治疗。

5. 行为疗法相当重要，生活规律，

适当活动，加强体质，培养兴趣，参加怡情养性的活动等，养成良好的睡眠习惯。

6. 饮食上，晚餐不宜过饥过饱。睡前不饮浓茶、咖啡等兴奋性饮料。

7. 常用的有安眠作用的中药有酸枣仁、柏子仁、首乌藤、龙眼肉、合欢皮、远志、龙骨、龙齿、琥珀、珍珠母、石决明、煅牡蛎、石菖蒲、郁金等。

8. 根据中医"久病入络"的说法，较顽固的睡眠可从瘀血论治，加用桃仁、红花、三棱、莪术、丹参、赤芍等活血化瘀药，甚至使用血府逐瘀汤等活血方。

9. 失眠症状严重时，酌情使用西药安眠药物。目前临床治疗失眠的药物主要包括苯二氮䓬类受体激动剂（BZRAs）、褪黑素受体激动剂和具有催眠效果的抗抑郁药物。应用该药前需经相关临床医师评估指导用药。

10. 正确使用安眠药。短期、规律、合理地使用安眠药，并不会导致成瘾。但如果长期服用容易导致成瘾，一旦成瘾，

突然停药时，会出现情绪激动、易怒、忧
郁、出现幻想甚至被害妄想以及更为严重
的失眠症状。安眠药尚与老年人记忆力减
退，甚至老年性痴呆的发病有一定关系，
而且有呼吸抑制的副作用，对于老年人及
肝肾功能不全的患者，安眠药使用须警
惕，因为有时一般剂量也可因过度镇静而
发生意外。特别是患有呼吸功能不全的人
即使小剂量也会引起呼吸衰竭加重，甚至
呼吸抑制而死亡。使用时须谨慎。

（执笔人：黄献钟）

参 考 文 献

1. 中华医学会神经病学分会睡眠障碍学组. 中国成人
失眠诊断与治疗指南［J］. 中华神经科杂志，2012，
45（7）：534-540.

2. 失眠定义、诊断及药物治疗共识专家组. 失眠定义、
诊断及药物治疗专家共识（草案）［J］. 中华神经
科杂志，2006，39（2）：141-143.

3. 汪卫东，洪兰，刘艳骄，等. 不寐（非器质性失眠
症）中医诊疗方案（试行）［J］. 世界睡眠医学杂
志，2015，2（1）：14-18.

4. 段素静，谌剑飞. 糖尿病睡眠障碍的因素探讨［J］. 中西医结合心脑血管病杂志，2012，10（7）：833-834.

5. 周仲瑛. 中医内科学［M］. 北京：中国中医药出版社，2007：146-152.

6. 赵欣纪. 穴位贴敷治疗失眠78例临床观察［J］. 光明中医，2010，25（8）：1459-1460.

7. 叶任高，罗月中. 实用民间验方便览［M］. 北京：人民卫生出版社，2004：230-236.

8. 邓来送，邓莉，陈国唤，等. 实用中草药效验方［M］. 北京：农村读物出版社，2002：165.

9. 杨敏，李玲，王佳琪，等. 社区2型糖尿病合并失眠患者中医证型研究［J］. 河南中医，2015，35（1）：104-105.

10. 章艳茹. 用耳穴贴压疗法对合并失眠的2型糖尿病患者进行治疗的效果探讨［J］. 当代医药论丛，2015，13（17）：23-24.

11. 耕耘，李蓉. 国家级名老中医验方大全［M］. 奎屯：伊犁人民出版社，1999：188.

12. 李莉，王宁玫. 八段锦治疗2型糖尿病患者失眠症的研究进展［J］. 内蒙古中医药，2014，33（27）：86-87.

13. 杨莉. "早太极、晚八段"对社区2型糖尿病失眠患者睡眠质量的影响［J］. 护理实践与研究，2013，10（1）：16-18.

易饥多食

一、糖尿病性易饥多食的定义

糖尿病性易饥多食是糖尿病的常见症状之一，指患者食欲过于亢进，进食量较多，甚者倍于常人，主食量有时达 0.5～1kg，菜肴量比正常人多 1 倍，进食后仍不能满足，进食不久随即感觉饥饿或常觉饥饿之症。常伴消瘦、口干多饮、多尿等症。

二、现代医学对糖尿病性易饥多食发病机制的认识

1. **胰岛素抵抗** 糖尿病患者往往是因为胰岛素抵抗，即胰岛素作用的靶器官（主要是肝、肌肉和胃肠道）对胰岛素的

敏感性降低，导致外周组织器官对葡萄糖的利用障碍，为了补偿损失的糖、维持机体活动，常出现易饥多食的症状。

2. 血糖变化差值大　患者血糖差值大，其代谢率增强，能量消耗多，下丘脑内神经肽等浓度升高，使得摄食行为增加即出现易饥多食。

3. 胃肠功能障碍　肠道周期性发生的不规律收缩活动使小肠不能有效迅速排空，导致到达结肠的多为缺乏水分和营养的难被消化的糟粕，使结肠失去缓慢、持久吸收营养的功能，降低氨基酸利用的效率，不能长时间抵抗饥饿而出现易饥多食的症状。

4. 神经性食欲亢进　神经性食欲亢进是一种伴有反复暴饮暴食的疾病，约1/3伴有神经性厌食史，有饥饿和营养不足的表现，女性可见月经紊乱，目前研究较少，可能与下丘脑-垂体-肾上腺活动增强有关。

5. 食欲素分泌异常　食欲素是下丘脑分泌的能够促进食欲的一种神经肽，与瘦素、饥饿素等系统共同协调才能维持机体正常的新陈代谢水平。食欲素系统在饮食、能量代谢、糖尿病等扮演着重要角色。

易饥多食亦见于甲状腺功能亢进症、皮质醇增多症、嗜铬细胞瘤、巨人症与肢端肥大症等疾病。糖尿病出现易饥多食常伴有口干多饮、多尿、消瘦，也可有肥胖、皮肤瘙痒、四肢麻木、视物模糊等症，生化检查可见空腹血糖或餐后血糖升高；临床上应全面询问其他伴发症状，结合病史及实验室检查进行鉴别诊断。

三、中医对糖尿病性易饥多食的认识

中医认为，易饥多食皆因胃"热"。胃主腐熟水谷，脾主运化精微。饮食不节，嗜烟酒，嗜食辛辣刺激、肥甘厚味，喜卧好坐致使饮食积滞，邪热损伤脾胃，致脾胃运化失常，积热内蕴；胃阴不足，阳无以附，虚阳浮越；长期精神心理因素刺激，劳心竭虑、肝气郁结，郁久化火，火热内燔，消灼肺胃阴津；房事不节、劳欲过度，虚火内生或素体阳热体质，邪易从热化生，中灼脾胃则胃热善食。

四、糖尿病性易饥多食的中医辨证分型治疗

"易饥多食"病位在脾胃，与肝、肾相关，在辨证上需先辨虚实，再辨寒热。具体辨证分型如下：

1. 胃热炽盛证

症见：多食易饥，渴喜冷饮，多尿，形体消瘦，或口臭或见口腔溃疡，大便干燥，小便短黄，舌红苔黄，脉滑有力。

治法：清热泻火，养阴增液。

代表方：玉女煎（《景岳全书》）加减。

主要药物：熟地 15g，石膏 15g，知母 10g，麦冬 10g，牛膝 10g。

加减：大便秘结，加大黄、生地、玄参、火麻仁；口渴引饮，加芦根、白茅根、竹叶；口腔溃疡，加黄连、黄柏、黄芩。

诊治要点：糖尿病多阴虚为本，此方专用于胃热阴虚者，若单见多食易饥、烦渴多饮、口臭、便干等胃火上炎之证，改用清胃散加减。

2. 气阴亏虚证

症见：多食易饥，口渴多饮，大便溏薄，神疲懒言，四肢乏力，消瘦，舌质淡红苔白而干，脉弱。

治法：益气健脾，养阴生津。

代表方：七味白术散（《小儿药证直诀》）加减。

主要药物：藿香 8g，葛根 15g，木香 6g，党参 10g，茯苓 10g，白术 10g，炙甘草 9g。

加减：肺有燥热，加桑白皮、地骨皮、知母、黄芩；口渴明显，加天花粉、麦冬、生地；气短，加黄芪、茯苓；汗出，加五味子、浮小麦、山茱萸；腹胀，加砂仁、白豆蔻、鸡内金。

诊治要点：糖尿病日久伤及气阴，治疗上宜健脾益气养阴并行，此方用于虚证患者，对热证、实证者不适用。

3. 胃强脾弱证

症见：多食易饥，食不知饱，口臭口淡，大便初头硬后溏薄或夹不消化食物，舌胖嫩、边有齿痕，苔黄或白，脉浮滑、重按无力。

治法：清胃泻热，健脾和中。

代表方：半夏泻心汤（《伤寒论》）加减。

主要药物：半夏 15g，黄连 9g，黄芩 10g，党参 10g，干姜 10g，甘草 3g，红枣 10g。

加减：大便溏薄，加砂仁、山药、白术、苍术；大便夹不消食物，加麦芽、谷芽、山楂；口臭，加薄荷、藿香；口淡，加白术、茯苓、升麻。

诊治要点：本证乃虚实夹杂之证，该方清温并用，补泻兼施，用于胃能受纳多

食但中气虚弱无法运化的患者，单纯虚证
或实证都不适宜。

附：糖尿病性易饥多食辨证论治一览表

证型	辨证要点	方药
胃热炽盛	多食易饥，渴喜冷饮，大便干燥，小便短黄，舌红苔黄，脉滑有力	玉女煎加减（熟地15g，石膏15g，知母10g，麦冬10g，牛膝10g）
气阴亏虚	多食易饥，大便溏薄，神疲懒言，质淡红，苔白而干，脉弱	七味白术散加减（藿香8g，葛根15g，木香6g，党参10g，茯苓10g，白术10g，炙甘草9g）
胃强脾弱	多食易饥，口臭口淡，大便初头硬后溏，舌胖嫩，苔黄或白，脉浮滑、重按无力	半夏泻心汤加减（半夏15g，黄连9g，黄芩10g，党参10g，干姜10g，甘草3g，红枣10g）

五、糖尿病性易饥多食的其他中医疗法

1. 推拿疗法

取穴：以足阳明胃经及足太阳膀胱经

的经穴为主。取中脘、天枢、日月、关元、肺俞、胃俞、脾俞、胰俞、大肠俞、足三里、上巨虚、行间、内庭等穴。

手法：一指禅推法、按揉法、滚法、点法、摩法等。

操作：仰卧位，双下肢屈曲使腹部完全放松，先施摩法于腹部，重点为中脘、天枢、关元诸穴；再施一指禅推法，上下往返 2～3 分钟；取俯卧位，重点按摩肺俞、胃俞、脾俞、胰俞、大肠俞；再取坐位点揉足三里、上巨虚、行间、内庭诸穴，均以酸胀感为度。

2. 耳针

主穴：内分泌、胰、胆、肾、三焦、耳迷根、缘中、交感、下屏间、神门、心、肝。

配穴：三焦、渴点、饥点。每次选穴 5～6 个，3～5 日一换。

3. 药膳

（1）胃热炽盛型

1）沙参粳米饼：黄精 15g，沙参 15g，粳米 50g。将粳米磨粉蒸熟，黄精、沙参加水煎煮，过滤取汁，以药汁加粳米粉、面粉揉和，上屉蒸 20 分钟即可。

2）西芹炒木耳：木耳 8 朵，西芹 200g，食盐 5g。上述食材爆葱蒜加油爆炒即可。

3）玉女膏：麦冬 150g，熟地黄 150g，玄参 150g，生石膏 300g，天花粉 300g，黄连 100g，栀子 100g，知母 100g，牛膝 120g，木糖醇适量。将上药除木糖醇外加文火煎煮，取汁 2 次，混合 2 次汁液用文火煎浓，加适量木糖醇搅匀后继续用文火煎熬成膏即可。

（2）气阴亏虚型

1）番茄鱼：番茄 2 个，鱼片 300g，番茄酱 25g，葱、姜、蒜、油各适量。将油加热，姜、蒜炒香，加入番茄块翻炒，加水适当煮沸，再小火炖至汤浓，加入鱼片，大火煮至鱼片变色，小火煮 3 分钟出锅，出锅前加点葱末即可。

2）沙参麦冬莲子汤：北沙参 10g，麦冬 15g，莲子 20g，清水 700g。沙参切段，莲子、麦冬浸泡一夜同大米进锅武火煮沸，再用文火煮 50 分钟即可。

3）虾仁油菜：虾仁 50g，油菜 200g。虾仁用料酒、酱油、淀粉拌匀，油菜切断，油热后先下虾仁煸炒，再加油菜煸炒至半熟，再加葱姜，旺火起锅即可。

（3）胃强脾弱型

1）番茄猪胰汤：番茄 400g，猪胰 1 只。猪胰切片与番茄同煮，猪胰烂后，加葱、盐、胡椒、生姜，吃肉喝汤。

2）香菇油菜：香菇 150g，油菜 400g，鸡油 10g，花生油 65g，料酒 10g。油加热至六成，放入油菜心炒至脆绿色，留底油 15g、鸡汤 50g，盐、味精适量煸炒出锅。

4. 代茶饮

（1）胃热炽盛型

1）生津滋胃饮：绿豆 30g，鲜青果 25g，竹叶 6g，橙子 2 个。青果洗净去核，橙子带皮切碎，与绿豆、竹叶同煮 1 个小时，待冷却即可饮用。

2）消渴茶：麦冬 15g，黄芪 50g，葛根 50g，牛蒡根 50g，生地 30g，枸杞根 30g。上药共研末代茶饮，每次 10g。

（2）气阴亏虚型

1）麦冬茶：沙参 9g，党参 9g，玉竹 9g，麦冬 9g，乌梅 6g，甘草 6g。上药共研磨，白水冲服代茶饮。

2）黄精枸杞茶：黄精 5g，枸杞 5g，绿茶 3g。上药沸水冲泡代茶饮。

（3）胃强脾弱型

1）石斛生地茶：石斛 5g，生地 5g，熟地 5g，麦冬 5g，黄芩 3g，枳实 3g，木糖醇 1g，清水 500g。将上药洗净，用文火煮 25 分钟，加入木糖醇即可。

2）鲜李汁：鲜熟李子 1000g，切碎绞汁，水煎代茶饮。

六、糖尿病性易饥多食的名中医经验方

验方一：施今墨验方（《施今墨医案

验方合编注笺》）

莲子肉 60g，芡实 60g，党参 60g，熟地、红参、天竺子、桑椹子、淡苁蓉、阿胶、黄精各 60g，西洋参 30g，杭白芍 60g，黄柏 30g，生黄芪 90g，共研细末，雄猪肚 1 个，煮烂如泥，和为小丸，每服 6g，每日 3 次。

验方二：岳美中验方（《临床验集》）

生地 120g，天冬 60g，红参 60g，首乌 180g，胎盘 1 具或紫河车粉 60g。研为细末，炼蜜为丸，每日 2 次，每次 1 丸。

验方三：赵锡武验方（《消渴病中医防治》）

生熟地各 30g，天冬、麦冬各 12g，党参 30g，当归 9g，山茱萸 12g，菟丝子 30g，玄参 12g，黄芪 30g，泽泻 15g。水煎内服，1 日 2 次。

七、按　语

1. 患者出现易饥多食的症状，应积

极进行血糖、糖化血红蛋白、肝肾功能、血脂等相关实验室检查，结合病史，对诊断和鉴别糖尿病性易饥多食有重要的价值。

2. 易饥多食是糖尿病患者常见症状之一，其病因可能与胰岛素抵抗、胃肠功能紊乱、血糖波动及某些激素分泌异常有关。因机体胰岛素抵抗，导致外周组织器官对葡萄糖的利用障碍，代偿性出现易饥多食，早期患者因不注意控制饮食，导致血糖升高，又加重胰岛素抵抗的程度，形成恶性循环。

3. 部分糖尿病患者经治疗后血糖虽已达标，仍有易饥多食等临床症状，中医可发挥多靶点、多途径的优势，通过辨证论治改善机体病理状态，提高生活质量。

4. 结合饮食治疗，做到合理控制总热量，合理摄入碳水化合物、蛋白质，减少脂肪摄入，增加膳食纤维，控制体重，使体重保持在标准范围，肥胖患者减重目标为 3 ~ 6 个月减轻 5% ~ 10%；做到少食多餐，避免暴饮暴食；选择适合自己的药膳、代茶饮方案。

5. 选择合适的运动治疗，可选择散步、慢跑、游泳、跳舞等有氧运动，建议每周运动 3～5 次，宜餐后 1 小时进行，每次不少于 30 分钟；还可选择中医传统运动如太极拳、五禽戏、八段锦等。

（执笔人：吴玉玲）

参 考 文 献

1. 陈灏珠. 实用内科学 [M]. 第 12 版. 北京：人民卫生出版社，2006.

2. 陆再英，钟南山. 内科学 [M]. 北京：人民卫生出版社，2008.

3. BQ Yang, ZL Sun, LY Zhong, et al. Study of hunger feeling in diabetics in the condition of non-hypoglycemia [J]. Journal of Nanjing Railway Medical College, 2001, 20：176-177.

4. 张建忠，袁申元，王雁，等. 糖尿病患者消化间期胃肠运动障碍 [J]. 中国组织工程研究与临床康复，2007, 29 (11)：5757-5759.

5. 路海，姜云路. 食欲素研究现状和展望 [J]. 济宁医学院学报，2015，38（5）：339-343.

6. 刘庆民. 神经性厌食与神经性食欲亢进的内分泌学
　　［J］. 国外医学——内分泌学分册，1989（3）：
　　141-142.

7. 周仲瑛. 中医内科学［M］. 北京：中国中医药出版
　　社，2007.

8. 朱师墨. 施今墨医案验方合编注笺［M］. 湖北：湖
　　北省卫生局，1979.

9. 王占玺. 临床验集［M］. 北京：科学技术文献出版
　　社，1985.

10. 毛德西. 消渴病［M］. 北京：中医古籍出版
　　社，1993.

食欲下降

一、糖尿病伴食欲下降的定义

食欲下降是指由多种功能性障碍或器质性疾病引起的不想进食或进食量显著减少。糖尿病伴食欲下降是指因血糖异常导致的进食无味而食量减少，甚则不进饮食。

二、现代医学对糖尿病伴食欲下降发病机制的认识

人类进食是食欲驱使下的行为，是高级活动现象之一。食欲的调控涉及中枢、外周神经和内分泌等多系统，以及味觉、嗅觉、视觉及心理方面等多因素，它们互相影响、互相控制组成食欲

调节网络。

外周因素的刺激经相应激素、神经递质和神经通路传入下丘脑，再由中枢反应来调节摄食，其中任何一点的失衡，都会影响到摄食行为，导致厌食。中枢神经系统调控摄食行为的因子大约有 20 多种，外周大约也有 20 多种。神经多肽对食欲的调控受到研究者的广泛关注。其中，饥饿素通路和食欲肽通路是促食欲信号通路。而饥饿素与食欲肽具有联合作用，高血糖状态可抑制二者的表达，从而影响食欲，导致食欲下降。

三、中医对糖尿病伴食欲 下降的认识

脾胃为后天之本，胃主受纳腐熟，以下行为顺，脾主输转运化，以健运为能。二者协调，共同完成饮食物的消化吸收和输布。

　　糖尿病常因长期过食肥甘厚味、辛辣香燥之品，损伤脾胃，致脾胃运化失职，积热内蕴，化燥伤阴津。胃阴不足，则饥不欲食、便干；脾阴不足，则食少、便溏；脾胃运化功能下降，则食少、腹胀、乏力。糖尿病日久出现阴损及阳，见脾阳虚者，则食少、怕冷、喜温食。

四、糖尿病伴食欲下降的中医辨证分型治疗

1. 脾阴不足证

　　症见：食欲下降，口干唇燥，大便或稀或干，手足心热，舌红少津，苔少或无，脉细无力。

　　治法：补脾养阴。

　　代表方：资生汤（《医学衷中参西录》）加减。

　　主要药物：山药 30g，玄参 10g，白术 10g，鸡内金 6g，牛蒡子 10g。

诊治要点：糖尿病燥热伤及脾阴，此方适用于脾阴不足引起的食欲下降，大便或干或不成形，不适用于脾阳不足引起的大便不成形。

2. 胃阴不足证

症见：饥不欲食，口燥咽干，大便干，小便少，舌红少津，苔少或剥脱苔，脉细数。

治法：清胃养阴。

代表方：麦门冬汤（《金匮要略》）加减。

主要药物：麦冬 30g，法半夏 6g，党参 10g，甘草 6g，大枣 4 枚，粳米 3g。

诊治要点：糖尿病燥热伤及胃阴，此方适用于口干、大便干明显的患者，与上方的鉴别要点是有饥饿感，但不欲食。

3. 脾胃虚弱证

症见：食欲下降，食后腹胀，口淡无味，大便稀，乏力倦怠，舌淡苔薄白，脉虚弱。

治法：益气健脾。

代表方：异功散（《小儿药证直诀》）加减。

主要药物：党参 10g，茯苓 10g，白术 10g，陈皮 6g，甘草 6g。

中成药：香砂六君丸，每次 6 ~ 9g，每日 2 ~ 3 次；香砂养胃丸，每次 9g，每日 2 次。

诊治要点：本方适用于糖尿病患者出现脾胃功能减弱，以虚为主，常见食后易腹胀或多食则胀者。

4. 脾胃虚寒证（脾阳虚）

症见：食欲下降，大便清稀或夹不消化食物，形寒怕冷，四肢不温，口不渴，喜温食，舌质淡胖，苔白滑，脉沉迟无力。

治法：温中散寒。

代表方：理中汤（《伤寒论》）加减。

主要药物：党参 10g，白术 10g，干姜 10g，甘草 6g。

中成药：理中丸，每次 1 丸，每日

2次。

诊治要点：糖尿病脾胃虚弱日久伤及脾阳，此方适用于平素怕冷、大便常夹不消化食物者。若怕冷明显，可服用附子理中丸。

附：糖尿病伴食欲下降辨证论治一览表

证型	辨证要点	方药
脾阴不足	食欲下降，口干唇燥，手足心热，舌红少津，苔少，脉细	资生汤加减（山药30g，玄参10g，白术10g，鸡内金6g，牛蒡子10g）
胃阴不足	饥不欲食，大便干，舌红少津，苔少或剥脱苔，脉细数	麦门冬汤加减（麦冬30g，法半夏6g，党参10g，甘草6g，大枣4枚，粳米3g）
脾胃虚弱	食欲下降，食后腹胀，大便稀，乏力，舌淡苔薄白，脉虚弱	异功散加减（党参10g，茯苓10g，白术10g，陈皮6g，甘草6g）
脾胃虚寒	食欲下降，大便清稀，形寒怕冷，口不渴，舌质淡胖，苔白滑，脉沉迟无力	理中汤加减（党参10g，白术10g，干姜10g，甘草6g）

五、糖尿病伴食欲下降的
其他中医疗法

1. 针灸

主穴：足三里、中脘、建里、梁门。

配穴：脾阴不足、胃阴不足，配三阴交；脾胃虚弱，配脾俞、胃俞；脾胃虚寒，配关元、神阙。

2. 推拿

原本用于小儿的捏脊也适用于食欲不振的成年人。也可按摩腹部，绕肚脐做圆周按摩。顺时针、逆时针都做。

3. 中药穴位贴敷

取脾俞、胃俞、天枢、足三里，用山药、吴茱萸、神曲等研末调醋外敷。

4. 药膳

（1）用真山药一味，煮熟，神效之至（《验方新编》）。

（2）四神汤：茯苓、山药、莲子、芡实各15g，排骨200g，炖汤食用。

（3）萝卜饼：白萝卜250g，面粉250g，猪瘦肉100g，生姜、葱、食盐、黄豆油适量。用白萝卜、猪瘦肉、佐料做馅，面粉和成剂，包入馅料做饼，烙熟吃。

（4）益脾饼：红枣250g，鸡内金15g，白术10g，面粉500g，黄豆油和盐适量。先熬取白术汁200ml，红枣煮熟去枣核后压泥；将鸡内金磨成细粉，与面粉、盐和匀，再加入枣泥和药汁，揉成面团制饼，烙熟吃。

5. 代茶饮

（1）经验方：木香1～2g，山楂5g，沸水冲泡代茶饮。

（2）经验方：丹参5g，鸡内金3g，沸水冲泡代茶饮。

（3）焦三仙：焦麦芽、焦山楂、焦神曲各5g，沸水冲泡代茶饮。

（4）二神丸（《普济本事方》）：补骨脂、肉豆蔻各5g，沸水冲泡代茶饮。

六、按　语

1. 首先控制血糖，使血糖达到控制目标范围。

2. 糖尿病患者出现食欲下降，饮食上应注意更换菜肴品种，注重菜肴的色香味，以增加患者食欲。

3. 糖尿病患者应多食用煮、炖、蒸等易消化的食物，同时应注意细嚼慢咽。

4. 改善食欲的食物有山楂、白扁豆、萝卜、香菇、陈皮、鸡内金、大麦芽、西红柿，以及带有香味的香菜、芹菜、香椿等。

（执笔人：郭艺娟）

参 考 文 献

1. 张云波，那晓琳. 食欲调节机制的研究进展 [J]. 国外医学卫生学分册，2008，35（2）：97-100.

2. 翁盼，陆颖理. 食欲素与血糖和能量代谢的调节 [J]. 医学综述，2014，20（3）：417-420.

3. 袁钟，图娅，鹏泽帮，等. 中医辞海［M］. 北京：中国医药科技出版社，1999：98.

4. 张锡纯. 医学衷中参西录［M］. 太原：山西科学技术出版社，2009：179.

5. 张仲景. 金匮要略［M］. 北京：人民卫生出版社，2005：27.

6. 钱乙. 小儿药证直诀［M］. 北京：人民卫生出版社，2006：62.

7. 张仲景. 伤寒杂病论［M］. 北京：人民卫生出版社，2005：104.

8. 鲍相璈. 验方新编［M］. 上海：上海第二军医大学出版社，2007.

9. 许叔微. 普济本事方［M］. 上海：上海科学技术出版社，1959.

10. 杨华. 鸡内金配丹参治疗食欲不振［J］. 家庭医药：快乐养生，2011，1（中）：46.

口　臭

一、糖尿病性口臭的定义

口臭是指口中呼出的秽浊臭气，自觉或为他人所闻。糖尿病性口臭是指糖尿病患者口中散发出来的令别人厌烦、使自己尴尬的难闻的口气。

二、现代医学对糖尿病性口臭发病机制的认识

1. **糖尿病伴牙周疾病**　糖尿病患者有较高的牙周疾病易感性。其原因考虑：高血糖使蛋白质糖基化，导致牙周伤口愈合差；中性粒细胞吞噬、趋化和黏附功能减低，导致抗菌能力降低；微血管病变影响了正常的代谢活动，导致牙周组织易受

细菌及其产物的侵袭。牙周疾病的口腔气味主要来源于口腔内的微生物（主要是革兰阴性厌氧菌）分解含硫氨基酸产生的挥发性硫化物，还有细菌代谢产生的吲哚、粪臭素、二元胺类等。

2. 糖尿病伴胃轻瘫　胃轻瘫使食物在胃肠中潴留时间过长，经胃肠道细菌分解产生有臭味的气体。糖尿病患者的幽门螺杆菌（Hp）感染率明显高于非糖尿病患者，糖尿病伴胃轻瘫者 Hp 感染率明显高于不伴胃轻瘫者。幽门螺杆菌可以分解尿素产生氨，并产生硫化氢和甲硫醇导致口臭。

3. 糖尿病酮症酸中毒　当患者血糖控制不良时，体内的脂肪分解产生酮体，其中的 α-酮戊二酸会发出酸酸的烂苹果味道。

糖尿病引起的口臭主要与以下疾病的口臭相鉴别：萎缩性鼻炎、副鼻窦炎、化脓性扁桃体炎等鼻咽部疾病；慢性肝肾功能损害；节食、生活不规律、睡眠休息不足、吸烟、打鼾；铅、苯、有机磷中毒等。

三、中医对糖尿病性口臭
的认识

嗜食辛热香燥，导致胃火炽盛；过食肥甘，导致脾失健运，湿热交阻；暴饮暴食，饮食停滞，腑气不通；情志不畅，肝郁化火；年老久病，房事不节，肾阴亏虚，虚火上炎均可导致口臭。

四、糖尿病性口臭的中医
辨证分型治疗

1. 胃火炽盛证

症见：口臭或口疮，伴消谷善饥、牙龈肿痛，喜冷饮，舌红苔薄黄，脉数。

治法：清胃泻火。

代表方：清胃散（《脾胃论》）加减。

主要药物：黄连 6g，生地黄 12g，牡丹皮 9g，当归 9g，升麻 6g。

中成药：黄连上清丸，每次 9g，每日 3 次，口服。

诊治要点：本证由胃有积热，热循足阳明经上攻所致。又胃为多气多血之腑，胃热则血分亦热，胃热阴血亦必受损，故治疗以清胃泻火为主，兼以凉血。方中黄连为君，直泻胃府之火；生地凉血滋阴、丹皮凉血清热为臣药。《医方集解》载本方有石膏，清胃之功更强，临床热盛者加用。

2. 肝胆郁热证

症见：口臭、口苦咽干，渴喜冷饮，伴心烦易怒，两胁胀痛，头痛头晕，目眩目赤，小便黄，大便干，舌边尖红，舌苔黄，脉弦数。

治法：疏肝解郁，清热泻火。

代表方：龙胆泻肝汤（《医方集解》）加减。

主要药物：龙胆草 6g，黄芩 9g，山栀 9g，柴胡 6g，当归 6g，生地 15g，车前子 9g，木通 6g，泽泻 12g。

中成药：龙胆泻肝丸，每次 9g，每日 3 次，口服；或丹栀逍遥丸，每次 9g，每日 3 次，口服。

诊治要点：本证由肝胆实火，肝经湿热循经上扰所致。上扰头巅，则头痛、目赤；旁及两胁，故两胁胀痛。治疗以清泻肝胆实火为主，兼养阴血。方中药多苦寒，易伤脾胃，故对脾胃虚寒和阴虚阳亢者不宜，多服、久服亦非所宜。

3. 脾胃湿热证

症见：口臭，伴口黏泛恶、不思饮食、脘腹胀满、大便积滞不爽，舌苔黄腻，脉弦数或滑数。

治法：清化脾胃湿热。

代表方：清中汤（《证治准绳》）加减。

主要药物：黄连 3g，栀子 9g，姜半夏 9g，陈皮 9g，茯苓 15g，草豆蔻 9g，甘草 3g。

中成药：三黄片，每次 4 片，每日 3 次，口服；或牛黄清胃丸，每次 9g，每日 3 次，口服。

诊治要点：本证湿热中阻，治疗以清热化湿为主。方中黄连、山栀清热化湿；半夏、陈皮、茯苓、甘草、草豆蔻健脾祛湿，理气和胃。可加藿香、佩兰、薄荷等，既可芳香清化，又有去除口腔异味的作用。如湿浊较重者，可加苍术、厚朴等辛温燥湿之品；热重者，可加黄芩、蒲公英等加强清热作用。

4. 食积腑实证

症见：口臭、口苦，伴脘腹胀满，嗳腐吞酸，小便短赤，大便干结，舌苔黄厚腻，脉滑数。

治法：消积导滞，清利通腑。

代表方：枳实导滞丸（《内外伤辨惑论》）加减。

主要药物：枳实 9g，六曲 15g，生大黄 9g，黄芩 9g，黄连 6g，白术 9g，茯苓 15g，泽泻 9g。

中成药：保和丸，每次 9g，每日 3 次，口服。

诊治要点：本证主要是饮食不节导致脾胃功能受损，运化失职，饮食停滞、腑气不通，化生湿热所致。治疗以消导通腑，清利湿热为主。方用大黄攻积导滞；枳实消积除痞；黄芩、黄连苦寒泻火，清热燥湿；茯苓、泽泻渗利湿热；六曲消食和胃；白术健脾和燥湿，使攻积而不伤正。虽然攻中有补，但不宜长期服用，虚证者亦不宜。

5. 阴虚火旺证

症见：口臭、口苦，常伴头晕耳鸣、腰膝酸软、心烦失眠、烘热汗出、口干咽燥、形体消瘦、男子早泄、尿少而黄，舌红少津或光滑无苔，脉沉细数。

治法：滋阴泻火。

代表方：知柏地黄丸（《医宗金鉴》）加减。

主要药物：知母9g，黄柏9g，熟地15g，山茱萸9g，山药15g，茯苓15g，泽泻9g，丹皮9g。

中成药：知柏地黄丸，每次9g，每

日 2 次，口服。

诊治要点：糖尿病以阴虚为本，燥热为标，更有久病或年老等损及肾阴之虑，阴虚则火旺，故治疗应滋阴泻火。知柏地黄丸由补阴经典代表方剂六味地黄丸加知母、黄柏而成，既滋补肾阴，又能清泻相火，适用于糖尿病病史较长或年老等有阴虚症状者。

附：糖尿病性口臭辨证论治一览表

证型	辨证要点	方药
胃火炽盛	善饥、牙龈肿痛、喜冷饮，舌红苔薄黄	清胃散加减（黄连 6g，生地黄 12g，牡丹皮 9g，当归 9g，升麻 6g）
肝胆郁热	两胁胀痛，头痛目赤，舌边尖红，舌苔黄，脉弦	龙胆泻肝汤加减（龙胆草 6g，黄芩 9g，山栀 9g，柴胡 6g，当归 6g，生地 15g，车前子 9g，木通 6g，泽泻 12g）
脾胃湿热	口黏泛恶、不思饮食、大便积滞不爽，苔黄腻	清中汤加减（黄连 3g，栀子 9g，姜半夏 9g，陈皮 9g，茯苓 15g，草豆蔻 9g，甘草 3g）

续表

证型	辨证要点	方药
食积腑实	脘腹胀满、嗳腐吞酸、大便干结、苔黄厚腻	枳实导滞丸加减（枳实 9g、六曲 15g、生大黄 9g、黄芩 9g、黄连 6g、白术 9g、茯苓 15g、泽泻 9g）
阴虚火旺	头晕耳鸣、腰膝酸软、烘热汗出、口干咽燥、舌红少津或无苔	知柏地黄丸加减（知母 9g、黄柏 9g、熟地 15g、山茱萸 9g、山药 15g、茯苓 15g、泽泻 9g、丹皮 9g）

五、糖尿病性口臭的其他
中医疗法

1. 中医外治法

（1）紫草油（紫草油的配制方法：植物油 500g，当归、紫草各 100g，浸油一昼夜，文火煎至焦枯，离火去渣，凉后加冰片 2g）外用治疗牙周病。紫草有凉血解毒的作用，具有较好的疗效。

（2）冰硼散吹敷患处。冰硼散气芳

香，味辛凉，有良好的清热解毒、消肿止痛作用，用于牙龈肿痛、口舌生疮。

2. 代茶饮

（1）生芦根汤：鲜芦根 30g，洗净加入适量清水煮 15 分钟，去渣留汁。专治胃火炽盛型牙龈肿烂、牙龈炎、牙周炎造成的口臭。

（2）藿香茶：藿香 5g，佩兰 5g，薄荷 5g，用水煎煮，每天 1 剂代茶饮。主治脾胃湿热型口臭，尤其适用于口臭较重、口中黏腻的患者。

（3）菊花茶：菊花 5g，沸水冲泡饮用。菊花善清上焦热证，适用于胃热上蒸型口臭患者，有芳香清胃的效果。

（4）橘皮甘草茶：橘皮 10g，甘草 3g，茶叶 3g，加水煎煮，去渣饮服。有理气化痰、健胃消食的功能，适用于胃轻瘫消化功能减弱或食积腑实者。

（5）麦门冬枸杞汤：将麦门冬、枸杞各 10～15g，洗净加水煎煮饮用。有滋阴清热、补益肝肾的功效，可用于阴虚火旺型患者。

六、按 语

1. 中药现代药理研究表明，川连、白菊花、牡丹皮、大戟、虎杖、五加皮、佩兰、百部、乌梅干、黄柏、金银花、板蓝根、五倍子和紫草中的某些成分能与致臭物质挥发性硫化物（VSC）的前体物质结合，从而减少挥发性硫化物的产生。牡丹皮、金银花、板蓝根、大戟、白菊花、仙鹤草、五倍子和川连等中草药中含有大量具有抗菌消炎作用的天然成分，能有效抑制细菌生长，减少细菌数量，从而减少挥发性硫化物的产生。因此，这些中草药临床上可辨证使用。

2. **养成良好的生活方式** 合理膳食，减少辛辣刺激食物；劳逸结合，避免过度劳倦；戒烟限酒；保持情志舒畅；重视口腔卫生，适量饮水，以保持口腔湿润等。

（执笔人：袁向明）

参 考 文 献

1. 张绮霞. 糖尿病与牙周病的关系 [J]. 中国实用医药, 2009, 4 (20): 249-251.

2. 宗敏, 王涛. 牙周病与糖尿病的相关机制的研究进展 [J]. 中国实用医药, 2012, 7 (8): 36-37.

3. 吴丽萍, 谢宝强, 洪水翔, 等. 幽门螺旋杆菌感染与 2 型糖尿病胃轻瘫发病的相关性研究 [J]. 赣南医学院学报, 2014, 34 (1): 99-100.

4. 钮秋亚, 徐克群, 薛乐宁, 等. 幽门螺杆菌感染与非口源性口臭关系的研究 [J]. 实用临床医药杂志, 2012, 16 (11): 123-124.

5. 杨柳. 中西医结合治疗重症口臭 22 例疗效观察 [J]. 现代中西医结合杂志, 2003, 12 (8): 854.

6. 王清, 许志效. 紫草油治疗牙周病 50 例 [J]. 中国中医急症, 2009, 18 (9): 1529-1530.

7. 朱彩莲, 李鸣宇. 抑制口臭作用中药的筛选和评价 [J]. 上海第二医科大学学报, 2005, 25 (4): 345-348.

腹　胀

一、糖尿病性腹胀的定义

糖尿病性腹胀是指患者有较长糖尿病病史，临床表现为脘腹胀满不适，腹部外形虽膨满，并无胀急疼痛拒按，多伴有食后、午后加重，纳谷不香，矢气后便觉舒畅等症状。

二、现代医学对糖尿病性腹胀发病机制的认识

现代医学对其机制研究尚未完全阐明，但多认为与神经病变、高血糖、血清胃肠激素异常、微血管病变及代谢紊乱等有关。

1. 糖尿病神经病变发生的部位可能位于自主神经、内在神经、受体及胃非神

经细胞部位。胃肠肌间丛神经元活性降低,一氧化氮生成减少,使胃底紧张性收缩减弱、顺应性减低、蠕动减慢,最终导致胃排空延迟。

2. 糖尿病患者血糖浓度的增高与胃排空延缓之间互为因果关系　高血糖能抑制健康人及糖尿病患者消化间期移行性复合运动(MMC)的产生和胃窦部动力。高血糖可抑制胃动力药物对糖尿病患者及正常人胃排空的促进作用;可以诱发胃节律的紊乱,并降低胃窦部动力。高血糖使内脏自主神经病变恶化,引起机体胃肠激素如胃动素、胃泌素、生长抑素、血管活性肠肽等胃肠激素浓度发生异常改变,导致胃肠运动失控,动力学发生改变,从而引发或进一步加重糖尿病患者腹胀症状。

3. 胃肠激素水平异常　糖尿病患者胃酸分泌减少,出现反馈性、代偿性高胃泌素血症,同时,糖尿病出现高血糖时则生长激素分泌减少,失去对胃泌素的强烈抑制作用，故胃泌素水平增高。而糖尿病微血管病变，常致肝肾功能受损，肝功能下降导致胃泌素在肝内灭活减少，肾功能减退使胃泌素排泄减少，故出现高胃泌素血症，导致胃液排空延迟，抑制胃的运动。

4. **微血管病变**　糖尿病性微血管病变造成局部缺血可致胃壁平滑肌细胞变性，从而影响平滑肌的正常舒缩功能。而神经营养的减弱或丧失也会加快平滑肌病理改变。

5. **其他原因**　如幽门螺杆菌（Hp）感染、能量缺乏、微量元素缺乏、精神心理因素等也是可能的致病因素。

本病的诊断有赖于病史以及辅助检查，须排除胃、十二指肠器质性病变及肠道、肝、胆、胰腺病变，以及代谢紊乱（尿毒症、高钙和低血钾）、甲状腺功能减退症、多发性硬化、脊髓损伤及自主神经损伤等，以及某些影响胃排空的药物。

三、中医对糖尿病性腹胀
的认识

中医学认为，本病属"痞满""胃胀"等范畴。糖尿病患者病久耗气伤阴，脾胃健运无力，气机升降失常，壅滞不畅而致腹胀不适，为虚实夹杂之证。本病与患者平素饮食不节、恣食生冷、过食油腻或过食苦寒伤中之品，伤及脾胃有关。

本病常见于病程较长的糖尿病患者。随着病程的延长，腹胀常常反复发作，明显影响患者的食欲，因为食物摄入不规律，常可导致血糖较大幅度的波动或难以控制，严重影响患者生活质量，导致患者反复就诊治疗，加重患者经济负担及思想负担，进一步加剧糖尿病病情。

四、糖尿病性腹胀的中医辨证
分型治疗

1. 脾胃虚弱证
症见：脘腹胀满，喜温喜按，纳少而

不欲食，肢体倦怠，神疲乏力，大便稀溏，舌淡苔白，脉沉缓或弱。

治法：补气健脾，升清降浊。

代表方：补中益气汤（《脾胃论》）加减。

主要药物：党参15g，黄芪15g，炒白术10g，炙甘草6g，陈皮10g，木香6g，厚朴6g。

中成药：香砂养胃丸，每次6g，每日2次；参苓白术散，每次6g，每日2次。

诊治要点：糖尿病中晚期，脾胃虚弱，临床见诸多虚象，故以补气为主。此方不宜用于饮食停滞之实证者。

2. 肝胃不和证

症见：胃脘胀满，胸闷嗳气，恶心、呕吐，胸闷，大便不爽，得嗳气、矢气则舒，苔薄白，脉弦。

治法：疏肝理气，和胃消痞。

代表方：柴胡疏肝散（《景岳全书》）加减。

主要药物：柴胡 6g，枳壳 10g，香附 10g，陈皮 6g，佛手 15g，白芍 10g，茯苓 15g，砂仁 6g，半夏 6g，炒麦芽 15g，炙甘草 6g。

中成药：柴胡疏肝散，每次 6g，每日 2 次；越鞠丸，每次 6g，每日 2 次。

诊治要点：本证多见于糖尿病初期，气滞食积，故以理气和胃为主；中晚期患者，应结合辨证，补虚泻实，标本兼治。

3. 寒热错杂证

症见：脘腹胀满，遇冷加重，嗳气，纳呆，嘈杂泛酸，或呕吐，口干口苦，肢冷便溏，舌淡，苔白或微黄，脉弦或缓。

治法：寒热并治，调和肠胃。

代表方：半夏泻心汤（《伤寒论》）合枳术丸（《脾胃论》）加减。

主要药物：半夏 9g，黄芩 6g，干姜 6g，党参 6g，炙甘草 6g，黄连 3g，大枣 4 枚，枳实 6g，白术 6g。

中成药：枳实消痞丸（《兰室秘藏》），每次 6g，每日 2 次。

诊治要点：本证多见于糖尿病初中期，寒热错杂，故以寒热并治，不适合用于晚期患者。

4. 胃阴不足证

症见：脘腹胀闷，口干咽燥，食后饱胀或疼痛，饥不欲食，时有干呕，呃逆，或便秘纳差，舌红少津，苔薄黄，脉细数。

治法：益胃生津，和胃降逆。

代表方：益胃汤（《温病条辨》）加减。

主要药物：麦冬 12g，沙参 10g，炙甘草 6g，生地 10g，山药 10g，玉竹 10g，扁豆 15g。

诊治要点：多见于糖尿病初期，对于中晚期患者，多伴有气虚症状，应结合辨证，补气养阴并用。

5. 饮食停滞证

症见：腹胀拒按，食后尤甚，嗳腐吞酸，厌食欲呕，大便臭秽，舌苔厚腻，脉滑实。

治法：消食和胃，行气消胀。

代表方：保和丸（《丹溪心法》）加减。

主要药物：神曲 15g，炒山楂 20g，法半夏 9g，陈皮 9g，连翘 10g，茯苓 15g，炒白术 9g，炒枳实 10g，炒莱菔子 10g，黄连 9g，川大黄 12g，枳实 10g。

中成药：保和丸，每次 6g，每日 2 次。

诊治要点：可见于糖尿病各期饮食停滞者。

6. 痰湿内阻证

症见：脘腹胀闷，痞塞不舒，胸膈满闷，头晕目眩，身重肢倦，恶心呕吐，不思饮食，口淡不渴，小便不利，舌体大、边有齿痕，苔白厚腻，脉濡弱或滑。

治法：除湿化痰，理气宽中。

代表方：二陈平胃散（《症因脉治》）加减。

主要药物：半夏 6g，茯苓 20g，陈皮 10g，甘草 6g，苍术 10g，厚朴 6g，砂仁 6g。

中成药：二陈合剂，每次 10 ~ 15ml，每日 3 次，用时摇匀。

诊治要点：多见于糖尿病中晚期患者，待痰湿去，及时健脾益气治疗。

7. 瘀血停滞证

症见：腹胀不适，胃脘疼痛，痛如针刺，面色晦暗，恶心，大便时干时溏，或见血便、黑便，舌质紫黯或有瘀斑，脉涩。

治法：活血化瘀，和胃止痛。

代表方：失笑散(《太平惠民和剂局方》) 合丹参饮(《时方歌括》) 加减。

主要药物：丹参 10g，檀香 6g，砂仁 6g，陈皮 10g，甘草 6g，枳壳 10g，郁金 10g。

中成药：失笑散，每次 6g，每日 2 ~ 3 次；益胃口服液，每次 20ml，每日 3 次。

诊治要点：多见于糖尿病中晚期，久病入络。若瘀血除，胃痛止，及时健脾和胃治疗。

附：糖尿病性腹胀辨证论治一览表

证型	辨证要点	方药
脾胃虚弱	腹胀，喜温喜按，纳少乏力，大便稀溏，舌淡苔白，脉沉缓或弱	补中益气汤加减（党参15g，黄芪15g，炒白术10g，炙甘草6g，陈皮10g，木香6g，厚朴6g）
肝胃不和	腹胀，胸闷嗳气，大便不爽，苔薄白，脉弦	柴胡疏肝散加减（柴胡6g，枳壳10g，香附10g，陈皮6g，佛手15g，白芍10g，茯苓15g，砂仁6g，半夏6g，炒麦芽15g，炙甘草6g）
寒热错杂	腹胀，遇冷加重，嘈杂泛酸，肢冷便溏，舌淡，苔白或微黄，脉弦或缓	半夏泻心汤合枳术丸加减（半夏9g，黄芩6g，干姜6g，党参6g，炙甘草6g，黄连3g，大枣4枚，枳实6g，白术6g）
胃阴不足	腹胀，口干咽燥，饥不欲食，舌红少津，苔薄黄，脉细数	益胃汤加减（麦冬12g，沙参10g，炙甘草6g，生地10g，山药10g，玉竹10g，扁豆15g）
饮食停滞	腹胀拒按，嗳腐吞酸，舌苔厚腻，脉滑实	保和丸加减（神曲15g，炒山楂20g，法半夏9g，陈皮9g，连翘10g，茯苓15g，炒白术9g，炒枳实10g，炒莱菔子10g，黄连9g，川大黄12g，枳实10g）

证型	辨证要点	方药
痰湿内阻	腹胀，胸膈满闷，身重肢倦，不思饮食，舌体大，苔白厚腻，脉濡弱或滑	二陈平胃散加减（半夏6g，茯苓20g，陈皮10g 甘草6g，苍术10g，厚朴6g，砂仁6g）
瘀血停滞	腹胀不适，胃脘疼痛，痛如针刺，面色晦暗，舌质紫黯或有瘀斑，脉涩	失笑散合丹参饮加减（丹参10g，檀香6g，砂仁6g，陈皮10g，甘草6g，枳壳10g，郁金10g）

五、糖尿病性腹胀的其他中医疗法

1. 艾灸疗法　借助艾叶灸火"能透诸经而除百病"之力，选取足三里穴，健脾和胃，调畅中气，消胀助运。方法：将艾条的一端点燃，对准足三里穴位处，距皮肤3cm左右，灸5分钟左右，至皮肤红晕温热无灼痛为宜。糖尿病患者皮肤知觉迟钝，尤其要防止烫伤。

2. 摩腹法　两掌搓热后相叠，掌心按于肚脐，顺时针方向进行腹部按摩至少50次，餐后1小时进行。可顺气消积，健脾除胀。

3. 敷脐法　敷脐法是指选用适当的药物外敷脐部，利用脐部皮肤结构有利于药物吸收的特点和经穴刺激作用，以治疗疾病的外治法。脐即神阙穴，属于任脉，与督脉相表里，共司机体诸经百脉。神阙在人体发育中为腹部最后闭合处，其表面角质层最薄，药物易通过神阙而达诸经络，直接影响五脏六腑而达到治疗目的。①脾胃虚弱：苍术、干姜、陈皮、枳壳各等份，研为细末，生姜汁调糊敷脐；②肝胃不和：苍术、柴胡、薄荷、枳实各等份，研为细末，用黄酒调糊敷脐；③寒热错杂：炒莱菔子、大黄、吴茱萸、小茴香各等份，研为细末，用温水稀释，调糊敷脐；④胃阴不足：佛手、鸡内金、山药各等份，研为细末，用生姜汁调糊敷脐；

⑤饮食停滞：炒莱菔子、鸡内金、神曲、苍术各等份，研为细末，用温水稀释，调糊敷脐；⑥痰湿内阻：陈皮、茯苓、苍术、厚朴各等份，研为细末，用温水稀释，调糊敷脐；⑦瘀血停滞：三七、小茴香、厚朴各等份，研为细末，用温水稀释，调糊敷脐；⑧消胀通用方：苍术、陈皮、枳实各等份，研为细末，用温水稀释，调糊敷脐。用法：糊状药敷脐后胶布固定，每天 1 次，每次 8 小时。

4. 涌泉穴药物外敷法 大黄、吴茱萸各等份，研为细末，用食醋稀释，调糊外敷足底涌泉穴后胶布固定，每天 1 次，每次 8 小时。

5. 药膳 可选用健脾助运、药食两用之品，如山药、炒薏苡仁、扁豆、焦山楂、莲子（去心）、芡实等。

（1）山药姜丝炒百合

材料：山药 150g，百合 50g，生姜丝适量，花生油、精盐、蒜末适量。

做法：①山药切片，清水浸泡片刻，

入沸水烫半分钟捞出备用。百合洗净。②炒锅中油热后加入姜丝、山药翻炒，再入百合同炒，加入精盐、蒜末调味即可。

功效：山药平补脾胃、消胀和中，配百合益胃养阴，生姜温中助运。

（2）茯苓薏米燕麦瘦肉粥

材料：茯苓 20g，炒薏苡仁 50g，燕麦片 50g，瘦肉 50g，生姜 3 片，盐、胡椒粉适量。

做法：①茯苓、炒薏苡仁加水适量放入电饭煲煮粥；②瘦肉切碎，生姜切成末；③粥煮好后，加入碎肉、姜末、盐、胡椒粉煮开，再加入燕麦片，煮开即可。

功效：茯苓健脾和胃、宁心安神，炒薏苡仁健脾利湿，与燕麦、瘦肉煮粥，营养丰富，健运脾胃。

注意：血糖控制平稳后食用。

（3）党参扁豆饭

材料：党参 15g，白扁豆 50g，大米 100g。

做法：白扁豆煮熟后去皮，加入党参、大米、水适量，放入电饭煲煮至饭熟。

功效：健脾益气，消胀助运。

（4）鸡肉茯苓馄饨

材料：茯苓粉50g，鸡肉150g，面粉180g，姜末、葱花、精盐、香油适量。

做法：①将鸡肉剁成肉泥，加入茯苓粉、姜末、葱花、精盐、香油搅拌均匀成馅；②面粉加水适量，做成面团，制成薄面皮，包入肉馅成馄饨。水开后放入馄饨煮熟，适量食用。

功效：健脾益气，养胃补中。

6. 代茶饮

（1）脾胃虚弱：党参5g，生姜3片，大枣1个（切片），沸水冲泡代茶饮。

（2）肝胃不和：苍术、柴胡、陈皮各6g，沸水冲泡代茶饮。

（3）寒热错杂：炒莱菔子5g，生白术5g，干姜3g，沸水冲泡代茶饮。

（4）胃阴不足：太子参6g，玉竹5g，

麦冬 5g，生姜 1 片，沸水冲泡代茶饮。

（5）饮食停滞：陈皮 5g，炒山楂 5g，炒麦芽 5g，炒莱菔子 5g，沸水冲泡代茶饮。

（6）痰湿内阻：陈皮 5g，茯苓 5g，炒薏苡仁 5g，炒莱菔子 5g，沸水冲泡代茶饮。

（7）瘀血停滞：丹参 5g，木香 5g，神曲 5g，沸水冲泡代茶饮。

7. 合理生活方式

（1）起居有常：人与自然界是有机的整体，古人倡导"日出而作，日落而息"，当今患者的日常生活也要注意遵循"天人合一"的规律，顺应天地阴阳变化之道，保证充足睡眠，养成良好的生活习惯，按照四季变化规律养生，春季温则应避风，夏季热则应避暑，秋季凉则应防燥，冬季寒则应保暖，并配合适当的运动如快步走、太极拳等。

（2）饮食有节：首先调整进餐次数，少食多餐，在全天总热量控制的情况下，每日进6餐或7餐，分别在早晨、中午、下午、临睡前进餐，餐间安排2次加餐，以减少餐后腹胀不适感，并能减少餐后高血糖的发生。糖尿病性腹胀患者应降低食物中粗纤维的含量，控制蔬菜的摄入量在每日200g以内，提倡多进食流质、半流质食物，禁饮浓茶、咖啡，禁食生冷辛辣以及各种刺激性食物，同时应戒烟戒酒。

（3）调适情绪：由于糖尿病病程长，患者心理压力大，容易产生忧、思、悲、恐等过激的情绪，导致脾胃等脏腑功能失调，出现腹胀、厌食、血糖波动等状况，影响患者的生活质量。及时进行疾病宣教，正确引导患者及家属参与治疗，解除思想顾虑，鼓励其保持乐观的情绪，树立战胜疾病的信心，及时化解不良情绪，放下抱怨，心平气和地接受糖尿病，情志和畅愉悦，有利于腹胀的缓解。

六、可引起腹胀的常见药物

药物	作用	副作用	用法	与中药联合使用
α-糖苷酶抑制剂	降低餐后血糖药物	恶心、呕吐、食欲不振、腹胀、肠鸣、肛门排气增加，偶有腹泻、腹痛	酌情减量使用	与西药降糖药物间隔1小时，以尽量避免药物相互作用而引起副作用
双胍类	增加胰岛素敏感性，降低餐后血糖	腹胀、腹泻、恶心、呕吐	在餐中服用，从小剂量开始，或者选用肠溶片、缓释片剂型	与西药降糖药物间隔1小时，以尽量避免药物相互作用而引起副作用
复方氢氧化铝、碳酸氢钠、铝碳酸镁、磷酸铝凝胶	中和胃酸，保护胃黏膜	偶有便秘或大便次数增多	酌情减量	不宜与丸合用，以免影响酸碱平衡而降低疗效

七、名家经验撷菁

秦伯未治疗胃气壅滞型用香砂枳术丸，寒凝气滞型用厚朴温中汤，中焦虚弱型用黄芪建中汤。

王荫三主张从肺论治，宣降肺气，宽胸调胃，用杏仁、厚朴、苏梗、旋覆花、柿蒂、前胡等。

谢晶日认为腹胀是消化系统疾病的一个常见症状，终因中焦气机不利而致，治疗应以调理中焦气机为指导，根据虚实之证，选择异功散、逍遥散、保和丸、平胃散、益胃汤、实脾饮加减。

八、按　语

1. 糖尿病微血管病变与糖尿病性腹胀发病高度相关，发生于消化道的微血管病变可严重影响胃肠道平滑肌舒缩功能，导致胃张力减弱和运动减慢，临证分型治疗可以酌情配伍活血化瘀药。糖尿病性腹胀也与患者心理因素有关。

2. 目前，现代医学临床主要采用控制代谢、调整膳食、改善胃动力、促进胃排空等方法治疗，常用药物主要包括西沙比利、红霉素、多潘立酮等促胃动力药物。

3. 研究表明，单纯西药治疗糖尿病性腹胀效果并不持久，在西药治疗基础上采用中医辨证分型，配合中药或针灸治疗效果显著，而且毒副作用较少，复发率低。

4. 糖尿病性腹胀日久，虚实夹杂、寒热并见居多，治疗应辛开苦降、补虚泄实、温清并用，效法张仲景泻心汤之意。

（执笔人：杨光）

参 考 文 献

1. 李浩旭，秦晓民，鲁彦，等. 糖尿病胃轻瘫发病机制［J］. 胃肠病学和肝病学杂志，2003，12（1）：88-90.

2. 雷辉 . 糖尿病胃轻瘫发病机制及治疗方法分析 [J].
   中国医学创新, 2014, 11 (1)：152-153, 154.

3. 刘金城，梁建新，解琼 . 复方保和丸治疗糖尿病胃
   轻瘫的疗效 [J]. 中国自然医学杂志, 2000, 11
   (4)：208-209.

4. 俞秋华，高天舒 . 高天舒教授从痞论治糖尿病胃轻
   瘫经验 [J]. 河北中医, 2008, 30 (3)：234-235.

5. 梁幼雅 . 糖尿病性胃轻瘫研究概况 [J]. 广州中医
   药大学学报, 1999, 16 (3)：238-240.

6. 李清华，李清红，蒋文，等 . 糖尿病胃轻瘫患者的
   饮食护理 [J]. 中华护理杂志, 2000, 35 (9)：
   532-534.

7. 张红雨，韩伟锋，李鹏鸟，等 . 中药贴脐联合艾灸
   治疗鼓胀病腹胀 45 例 [J]. 中医研究, 2013, 26
   (12)：66-68.

8. 谢锡亮，裴毓，杨占荣，等 . 灸法的要诀与技巧
   [J]. 上海针灸杂志, 2010, 29 (8)：492-494.

9. 孙涛，张杨 . 谢晶日治疗腹胀六法 [J]. 江苏中医
   药, 2015, 47 (3)：67-68.

10. 丁波，曾国新 . 当代名老中医治疗疑难病经验概述
    （四）——胃痛 [J]. 中国中医药现代远程教育,
    2015, 13 (22)：26-28.

腹　泻

一、糖尿病性腹泻的定义

糖尿病性腹泻是临床常见的糖尿病慢性并发症之一，发病率约 10% ~ 22%，多见于病程长、血糖控制不良的患者，部分患者在服用二甲双胍等药物时，也会出现腹泻等胃肠道症状，也可参照本节内容治疗。

糖尿病性腹泻主要表现为顽固性、无痛性、反复发作的慢性腹泻，轻者 3 ~ 5 次/日，重者每日数十次以上，甚至大便失禁。虽然糖尿病本身并不一定严重，但长期腹泻易造成大量营养物质丢失，引起水电解质紊乱，影响降糖药物和营养物质的吸收，严重影响患者血糖的控制和病情稳定。

糖尿病性慢性腹泻的诊断：

（1）病史：腹泻发生在糖尿病诊断之后，多有较长的糖尿病病史，积极控制血糖及对症处理后症状可好转。

（2）临床表现：①症状：大便次数增多，每日 3 次以上，便质稀溏或呈水样便，大便量增加。持续 1 天以上。②体征：多无典型的体征，有时表现为腹部轻压痛。

（3）理化检查：①大便常规检查正常，大便致病菌培养阴性；②消化道钡餐检查可有小肠吸收不良征象，电子结肠镜检查可有结肠黏膜充血、水肿。

二、现代医学对糖尿病性慢性腹泻发病机制的认识

糖尿病性慢性腹泻的具体发病机制尚不明确。现代医学认为，本病可能与糖尿病患者不同程度的全身及与胃肠道自主神经病变，肠道激素分泌失调，肠系膜小动脉病变，高血糖及电解质紊乱，对继发感

染抵抗力减低，胆汁酸吸收障碍等因素相关，尤其与自主神经病变关系密切。而临床常见的二甲双胍引起的药物性腹泻，主要与胃肠不耐受有关。

三、中医对糖尿病性慢性腹泻的认识

糖尿病性慢性腹泻虽属中医学"泄泻"的范畴，但又不同于一般类型的腹泻。糖尿病患者由于久病损伤脾胃，脾失健运，湿滞内停，清浊不分，故发为泄泻；同时脾病日久及肾，阴损及阳，致肾阳衰微，不能温运脾土，以致水反为湿，谷反成滞，加剧腹泻。因此，糖尿病性慢性腹泻以脾肾两虚为其本，湿滞内停为其标，同时与肝失疏泄也密切相关。

四、糖尿病性慢性腹泻的中医辨证分型治疗

1. 肝脾不和证

症见：泄泻腹痛，每因情志不畅而发

或加重，泻后痛缓，胸胁胀闷，嗳气，食欲不振，舌淡红，苔薄白，脉弦。

治法：抑肝扶脾。

代表方：痛泻要方（《丹溪心法》）加减。

主要药物：白术 10g，白芍 20g，防风 10g，陈皮 10g。

中成药：逍遥丸，口服，每日 3 次，每次 3～6g；左金丸，口服，每日 3 次，每次 3～6g；四磨汤口服液，口服，每日 1～2 次，每次 1 支。

诊治要点：本证发作与情绪密切相关，女性患者，情绪忧虑者多见。治疗以调和肝脾为主。根据患者表现，需要辨别"肝旺"和"脾虚"的权重，合理调配。同时需要开导患者怡情易性，保持情志舒畅。

2. 湿热内蕴证

症见：泄泻腹痛，泻下急迫，粪色黄褐，大便黏滞不爽，气味臭秽，肛门灼热，小便短黄，烦热口渴，苔黄腻，脉滑数。

治法：清利湿热。

代表方：葛根芩连汤（《伤寒论》）加减。

主要药物：葛根 10g，黄芩 6g，黄连 6g，半夏 10g。

中成药：香连丸，米汤送服，每日 2～3 次，每次 3～6g；黄连上清丸，米汤送服，每日 1～2 次，每次 3～6g。

诊治要点：本证以"标实"为表现，多见于疾病早期阶段，以泻下急迫臭秽为特点，治疗以清热利湿为主，湿热去则腹泻止。切勿滥用止泻药物，防闭门留寇，适得其反。

3. 脾胃虚弱证

症见：大便时溏时泻，饮食稍有不慎即发或加重，食后腹胀，痞闷不舒，纳呆食少，身倦乏力，四肢不温，少气懒言，舌淡苔白，脉细弱。

治法：健脾益气，升清降浊。

代表方：参苓白术散（《太平惠民合

剂局方》）加减。

主要药物：人参 10g，茯苓 10g，白术 10g，桔梗 10g，山药 10g，甘草 6g，白扁豆 10g，莲子肉 10g，砂仁 10g，薏苡仁 10g。

中成药：香砂六君子丸，口服，每日 3 次，每次 6g；香砂养胃丸，口服，每日 3 次，每次 6g；补中益气丸，口服，每日 3 次，每次 6g。

诊治要点：本证多见于疾病中晚期，平素脾胃虚弱者多见，饮食不慎是常见诱因。治疗需健脾止泻，方药缓图，以期巩固疗效。

4. 脾肾阳虚证

症见：消渴病病程较长，黎明之前脐腹作痛，或无痛性腹泻，肠鸣即泻，泻下完谷，可有大便失禁，伴乏力倦怠，身体消瘦，形寒肢冷，腰膝酸软，舌淡苔白，脉沉细无力。

治法：温补脾肾，固肠止泻。

代表方：附子理中汤（《太平惠民和

剂局方》）合四神丸(《证治准绳》）加减。

主要药物：炮附子 10g，粳米 10g，半夏 10g，甘草 10g，大枣 10g，补骨脂 10g，肉豆蔻 10g，吴茱萸 3g，五味子 10g，生姜 10g。

中成药：四神丸，口服，每日 3 次，每次 6～9g；金匮肾气丸，口服，每日 3 次，每次 6～9g。

诊治要点：本证多见于疾病后期，久泻伤正，脾肾两虚。治疗需要辨别"脾气""脾阳""肾气""肾阳"之虚损程度，治疗用药有所侧重。同时可搭配少量固涩止泻药物，如五味子、诃子、赤石脂、禹余粮等以增加疗效。

附：糖尿病性慢性腹泻辨证论治一览表

证型	辨证要点	方药
肝脾不和	腹泻多与情志有关，舌淡红，苔薄白，脉弦	痛泻要方加减（白术 10g，白芍 20g，防风 10g，陈皮 10g）

续表

证型	辨证要点	方药
湿热内蕴	里急后重，泻下臭秽，苔黄腻，脉滑数	葛根芩连汤加减（葛根 10g，黄芩 6g，黄连 6g，半夏 10g）
脾胃虚弱	时溏时泻，纳呆食少，身倦乏力，舌淡苔白，脉细弱	参苓白术散加减（人参 10g，茯苓 10g，白术 10g，桔梗 10g，山药 10g，甘草 6g，白扁豆 10g，莲子肉 10g，砂仁 10g，薏苡仁 10g）
脾肾阳虚	黎明泄泻，形寒肢冷，舌淡苔白，脉沉细无力	附子理中汤合四神丸加减（炮附子 10g，粳米 10g，半夏 10g，甘草 10g，大枣 10g，补骨脂 10g，肉豆蔻 10g，吴茱萸 3g，五味子 10g，生姜 10g）

五、糖尿病性慢性腹泻的
其他中医疗法

1. 针灸

主穴：天枢、大肠俞、足三里。

配穴：脾胃气虚型，加百会、气海；脾肾阳虚型，加关元、命门；肝郁脾虚型，加内关、太冲、公孙；湿热内蕴型，加阴陵泉、三阴交。

2. 穴位贴敷

取穴：脾、肾、大肠、交感、内分泌。

方法：用王不留行外压，以胶布固定，每隔3日更换1次。

3. **膳食指导**　饮食原则：建议尽量吃升糖指数低、易消化，无刺激的食物，宜采用少油、少渣、半流质或软食，少食多餐，每日5~6餐；多吃富含优质蛋白和维生素的食物。排便次数正常后，短期内不宜食用生拌蔬菜及富含粗纤维的蔬菜。其次，坚持正常进食、保持充分的水分摄入。腹泻时患者通常没有食欲，但为了避免发生低血糖，必须坚持进食。

六、名家经验撷菁

程益春认为糖尿病性腹泻的主要病机是脾肾俱伤，常以补中益气汤、五苓散、参苓白术散、四神丸、理中汤、香砂六君子汤、痛泻要方等加减化裁应用，久泻寒热错杂常以附子配川连，脾肾气阴两虚常以生黄芪 30～60g 配伍山药 10～30g。

吕仁和认为，糖尿病性腹泻的发生首先责之于先天脾脏功能异常，其发病不仅与湿邪相关，尚与血瘀关系密切，并且血瘀病机始终贯穿于糖尿病性腹泻发生、发展的始终，临证时常用川芎、丹参、赤芍、牡丹皮、红花活血降糖止泻。

七、按 语

1. 糖尿病性慢性腹泻的基础治疗措施　①控制饮食，糖尿病饮食，少食多餐，合并腹泻者禁食油腻、坚硬不易消化、刺激性及富含纤维的食物，如肥肉、腌肉、辣椒、烈酒、芥末、粗粮、生冷瓜果、冷饮、韭菜、榨菜等。②合理运动：饭后半小时至 1 个小时运动，可采用太极拳、五禽戏、八段锦等传统锻炼功法，适量活动，循序渐进，持之以恒。③心理调摄：保持心情舒畅，调整情绪，调畅气机；树立战胜疾病的信心，配合医生进行合理的治疗和监测。

2. 降糖止泻相结合　糖尿病合并腹泻，在治疗过程中，应在有效控制糖尿病的基础上针对腹泻进行治疗，同时兼顾糖尿病。研究发现，黄连既可降糖、又可止泻，可巧妙配伍党参、附子、木香等。

3. 健脾补肾，辅以升阳固肠止泻　腹泻反复发作，一味健脾补肾并不如愿，需要考虑久病中气下陷，可在辨证基础上加补益中气、涩肠止泻药，常用黄芪、诃子、五味子、乌梅等，少佐温阳之桂枝，使清阳得升，脾阳得复，泄泻即止。

（执笔人：赵能江）

参 考 文 献

1. 中华中医药学会糖尿病分会 . 糖尿病胃肠病中医诊疗标准［J］. 世界中西医结合杂志，2011，6（5）：450-454.

2. 中华中医药学会．糖尿病中医防治指南［M］．北京：中国中医药出版社，2007．

3. 张洪，崔德芝．程益春立足脾肾治疗糖尿病性腹泻的经验［J］．江苏中医，2000，21（3）：7．

4. 任丽曼，陆长清．陆长清治疗糖尿病性腹泻的经验［J］．四川中医，2013，31（10）：21-22．

5. 申子龙，赵进喜，王世东，等．吕仁和教授"六对论治"糖尿病性腹泻经验［J］．长春中医药大学学报，2015，31（1）：47-49．

便　秘

一、糖尿病性便秘的定义

糖尿病性便秘指糖尿病患者排便次数减少、粪质干硬和（或）排便困难。排便次数减少指每周排便少于 3 次；排便困难包括排便费力、排出困难、排便不尽感、排便费时，甚至需手法辅助排便。

二、现代医学对糖尿病性便秘发病机制的认识

1. **长期高血糖**　脱水引起粪质干结；蛋白质负平衡引起腹肌及盆腔肌张力不足，推动力缺乏。

2. **直肠与肛门功能障碍**　糖尿病神经病变导致直肠与肛门括约肌功能障碍，蠕动减弱，并降低直肠感觉功能。

3. 饮食、药物和精神心理因素 进食量少或食物缺乏纤维素，对结肠运动的刺激减少；服用钙通道拮抗剂、抗帕金森病药、抗抑郁药等使肠肌松弛；心理障碍特别是焦虑增加盆底肌群的紧张度，引起排便肌肉不协调运动。

4. 缺乏锻炼 久病卧床、年老体弱等活动量减少引起肠蠕动减弱。

5. 肠道菌群失调 糖尿病患者常伴有免疫力下降和肠道慢性炎症，导致肠道菌群失调。

6. 胃肠激素紊乱 长期高血糖导致胃肠激素紊乱，血管活性肽、生长抑素、胰高血糖素等抑制性胃肠激素的作用强于胃动素、胃泌素、胆囊收缩素、P 物质等兴奋性胃肠激素，引起胃肠动力低下。

7. 泻药性肠病 长期应用泻药导致对泻药的依赖性。

糖尿病性便秘需与痔疮、肛裂、肛周脓肿和溃疡、直肠炎、膈肌麻痹、系统性硬化症、肌营养不良、结肠良性或恶性肿

瘤、肠梗阻、肠粘连、先天性巨结肠、尿
毒症等引起的便秘相鉴别。

三、中医对糖尿病性便秘的认识

糖尿病性便秘属中医学"消渴""便
秘"范畴。其病因病机为消渴日久，大
肠传导失司。消渴以阴虚为本，燥热为
标，若阴津不足，则肠失濡润，发为阴虚
秘；若肠腑燥热，则津伤便结，发为热
秘；病久气阴耗伤，气血亏虚，大肠传送
无力或肠道失荣，发为气虚秘、血虚秘；
消渴日久，阴损及阳，阳气虚衰，阴寒凝
结，发为阳虚秘；病久肝气郁滞，腑气不
通，发为气秘；若阴寒内盛，凝滞胃肠，
发为冷秘。

四、糖尿病性便秘的中医
辨证分型治疗

1. 热秘
症见：大便干，腹部胀满，按之作

痛，口干或口臭，小便短赤，舌红，苔黄燥，脉滑实。

治法：泻热导滞，润肠通便。

代表方：麻仁丸（《医略六书》）加减。

主要药物：麻仁 15g，杏仁 9g，枳实12g，大黄 9g（后下），厚朴 12g，白芍15g，桃仁 12g，郁李仁 12g，当归 9g。

中成药：麻仁丸，口服，每日 2 次，每次 9g。

诊治要点：糖尿病气阴两虚证不在少数，为避免"耗气伤阴"，大黄等苦寒攻下之品应"中病即止"。中成药亦不可久服。施今墨认为，为清除胃肠积热蕴毒，汤剂中可加入绿豆衣和薏苡仁，以清热而不伤正。

2. 阴虚秘

症见：大便干，口干少津，心烦少眠，舌红，苔少，脉细数。

治法：滋阴通便。

代表方：生阴开结汤（《石室秘录》）

加减。

主要药物：熟地 15g，玄参 12g，当归 9g，生地 12g，牛膝 10g，麦冬 12g，山茱萸 12g，山药 15g，肉苁蓉 15g。

诊治要点：糖尿病以"阴虚为本，燥热为标"，此证应与热秘注意鉴别，如兼有热邪，可配合大黄等清热攻下之品，但宜"中病即止"。施今墨认为可加苍术、玄参等，以加强养阴益气通便的功效；加用白芍、甘草，也有增强通便的功效。

3. 阳虚秘

症见：大便干，面色萎黄，甚则少腹冷痛，畏寒肢冷，舌质淡，苔白润，脉沉迟。

治法：温阳通便。

代表方：加味右归饮（《不知医必要》）加减。

主要药物：熟地 15g，山茱萸 12g，山药 15g，肉苁蓉 15g，枸杞 15g，肉桂 6g，附子 9g，当归 9g。

诊治要点：糖尿病患者阴虚日久导致阳虚，温阳的同时兼顾养阴，但不可过用附子、肉桂、干姜等辛热之品，以防伤阴。任继学认为，可配合蚕蛹 30～50g，寓补于通；颜正华认为，加白术 30g、黄芪 15g、党参 15g，加强益气温阳之功。

4. 气虚秘

症见：排便无力，用力排便则汗出气短，面白神疲，肢倦懒言，舌淡，苔白，脉弱。

治法：益气润肠。

代表方：人参散（《医学纲目》）加减。

主要药物：人参 15g，黄芪 15g，厚朴 12g，地黄 12g，桃仁 12g，枳壳 10g，甘草 3g。

诊治要点：此型主要宗张元素"寓消于补"的治疗方法，可配合生白术 30g 益气通便。谢昌仁认为配合鸡内金 15g 可通便降糖。

5. 血虚秘

症见：大便干硬，面色苍白，头晕目眩，心悸气短，口唇色淡，舌淡，苔白，脉细。

治法：养血润肠。

代表方：六成汤(《瘟疫论》) 加减。

主要药物：当归 15g，白芍 15g，熟地 15g，天冬 10g，肉苁蓉 15g，麦冬 12g。

中成药：四物颗粒，冲服，每日 2次，每次 5g。

诊治要点：此型多见于老年阴血亏虚、妇人产后失血，久病气血未复的患者。缪希雍认为当归和川芎性辛香燥热，有伤阴之弊，故不可过用、久用，可配合白芍 30g、甘草 10g 养血敛阴。

6. 气秘

症见：排便困难，甚则少腹作胀，胸胁痞满，嗳气频作，舌淡，苔白，脉弦。

治法：顺气导滞，润肠通便。

代表方：通关导滞散(《赤水玄珠》)加减。

主要药物：木香 10g，槟榔 12g，枳壳 12g，厚朴 12g，大黄 9g，当归 9g。

诊治要点：郭谦亨认为，此型应辨明上下焦，若胀、痞偏于上中腹，可配合枳实 15g、郁金 15g；偏于下腹，可配合川楝子 15g、沉香 1.5g。

7. 冷秘

症见：大便艰涩，腹痛拘急，胀满拒按，胁下偏痛，手足冰凉，舌淡，舌苔白腻，脉弦紧。

治法：温里散寒，通便止痛。

代表方：冷秘汤（《中医内科临床治疗学》引冷柏枝方）加减。

主要药物：肉苁蓉 30g，肉桂粉 6g（冲服），半夏 12g，干姜 10g，生大黄 9g，麻仁 15g。

诊治要点：此型应与阳虚秘相鉴别，兼顾到阴虚燥热的基本病机，仍以肉苁蓉温阳润燥为君药，附子、肉桂等辛热药应中病即止。

附：糖尿病性便秘辨证论治一览表

证型	辨证要点	方药
热秘	大便干，腹部胀满，舌红，苔黄燥，脉滑实	麻仁丸加减［麻仁15g，杏仁9g，枳实12g，大黄9g（后下），厚朴12g，白芍15g，桃仁12g，郁李仁12g，当归9g］
阴虚秘	大便干，口干少津，舌红，苔少，脉细数	生阴开结汤加减（熟地15g，玄参12g，当归9g，生地12g，牛膝10g，麦冬12g，山茱萸12g，山药15g，肉苁蓉15g）
阳虚秘	大便干，少腹冷痛，畏寒肢冷，舌质淡，苔白润，脉沉迟	加味右归饮加减（熟地15g，山茱萸12g，山药15g，肉苁蓉15g，枸杞子15g，肉桂6g，附子9g，当归9g）
气虚秘	排便无力，用力排便则汗出气短，面白神疲，肢倦懒言，舌淡，苔白，脉弱	人参散加减（人参15g，黄芪15g，厚朴12g，地黄12g，桃仁12g，枳壳10g，甘草3g）
血虚秘	大便干硬，面色苍白，口唇色淡，舌淡，苔白，脉细	六成汤加减（当归15g，白芍15g，熟地15g，天冬10g，肉苁蓉15g，麦冬12g）

证型	辨证要点	方药
气秘	排便困难，少腹作胀，胸胁痞满，舌淡，苔白，脉弦	通关导滞散加减（木香 10g，槟榔 12g，枳壳 12g，厚朴 12g，大黄 9g，当归 9g）
冷秘	大便艰涩，腹痛拘急，手足冰凉，舌淡，舌苔白腻，脉弦紧	冷秘汤加减［肉苁蓉 30g，肉桂粉 6g（冲服），半夏 12g，干姜 10g，生大黄 9g，麻仁 15g］

五、糖尿病性便秘的其他中医疗法

1. 中药穴位贴敷　天枢穴为主，配合神阙、关元、气海、大肠俞、支沟。处方：①热秘：大黄、芒硝、桃仁、枳实、冰片，比例为 6∶6∶3∶3∶1；②冷秘：白芷、花椒、川芎、川草乌、干姜、细辛、白附子，比例为 5∶5∶5∶3∶3∶2∶1；③气秘：大黄、枳实、木香、陈皮，比例为 2∶2∶2∶1；④虚秘：黄芪、生地、当归、肉苁蓉、枳实，比例为 1∶1∶1∶1∶1。将中药研成粉末，用温水稀释，与凡士林调成膏状，制成厚约 0.5cm、大小约3cm×3cm的药饼，敷于穴位，胶布固定，每天1次。平时以神阙穴为圆心，沿顺时针方向按摩，每天三餐饭后1小时各按摩1次，每次约2分钟。

2. **中药保留灌肠** 将辨证处方浓煎至200ml，分早晚2次灌肠。患者取左侧卧位，抬高臀部，将擦过石蜡油的肛管插入肛门内约20cm，然后用注射器将温度约38℃的药液缓慢注入，10分钟后改为平卧位，再过10分钟改为右侧卧位，再过10分钟开始休息。灌肠时监测患者的心率和血压。

3. **饮食指导** 可选用富含膳食纤维且血糖生成指数较低的食品，如小麦粒、麦麸、黄豆、红豆、绿豆、青豆、菠菜、油菜、白菜、芹菜、山药、西红柿、黄瓜、莴笋、苹果、梨、桃、杏干、橙、李等。每日至少饮水1.5～2.0L。核桃仁、黑芝麻、松子仁等富含油脂的"润肠通便"食物，不推荐食疗使用。

4. 代茶饮

（1）热秘：绿豆衣 5g，天花粉 5g，生地 5g，蒲公英 5g。沸水冲泡代茶饮。

（2）阴虚秘：玄参 5g，枸杞 5g，麦冬 5g，玉竹 5g，桑椹 5g，白芍 5g。沸水冲泡代茶饮。

（3）阳虚秘：肉苁蓉 5g，山茱萸 5g，胡桃仁 5g，菟丝子 5g，生姜 2 片。沸水冲泡代茶饮。

（4）气虚秘：党参 5g，黄芪 5g，白术 5g，山药 5g，黄精 5g，柏子仁 5g。沸水冲泡代茶饮。

（5）血虚秘：熟地 5g，当归 5g，白芍 5g，酸枣仁 5g，龙眼肉 5g。沸水冲泡代茶饮。

（6）气秘：枳壳 5g，香橼 5g，佛手 5g，绿萼梅 5g，玫瑰花 5g，陈皮 3g。沸水冲泡代茶饮。

（7）冷秘：肉苁蓉 5g，桂皮 5g，小茴香 5g，胡桃仁 5g，当归 3g。沸水冲泡代茶饮。

六、按　语

1. 糖尿病性便秘的发病率高达25%。

2. 慢性便秘指病程至少6个月，常表现为便意减少或缺乏、想排便而排不出、排便量少，可伴有腹痛、腹胀、肛门直肠疼痛等不适。顽固性便秘指依赖于药物才能排便，或对各种治疗无反应，不但会引发腹痛、腹胀等症状，还会引发血压升高、心律失常、痔疮、肛裂和肛周感染，若用力排便可能会出现心脑血管意外。

3. 应全面询问便秘的症状、严重程度、对便秘症状的感受及对生活质量的影响。不同的症候群提示可能的病理生理机制，如排便费力、困难、不畅、肛直肠区域坠胀感提示病变在肛直肠，便次减少、缺乏便意和便硬提示肠动力减弱和（或）肛直肠盆底功能异常。糖尿病病情和用药史是导致或加重便秘的主要原因。每个患者都应进行焦虑和抑郁评分。肛门直肠指检可了解有无肛门直肠肿物等器质性疾病，对于盆底肌痉挛的诊断有提示意义。

4. 年龄 > 40 岁，有便血、粪隐血试验阳性、贫血、消瘦明显、腹痛、腹部包块、有结直肠息肉史和结直肠肿瘤家族史等 "报警征象"，应进行结肠镜检查。

5. **现代医学治疗** ①控制血糖达标；②加强锻炼、揉腹、做收腹提肛运动、养成定时排便习惯、避免用力排便；③低糖低脂高纤维饮食、少量多餐、禁食辛辣、戒酒、多饮水；④药物治疗：B 族维生素如甲钴胺、维生素 B_1 等，胃肠促动力药如莫沙必利等，通便药如乳果糖和开塞露等，微生态制剂如双歧杆菌等；⑤抗焦虑和抑郁治疗；⑥外科手术治疗：主要适应证是对于一般治疗和药物治疗无效，严重影响工作和生活的慢通过型便秘。

6. **中医治疗应该注意的事项** ①时刻顾护脾肾：益气养阴、补脾益肾配合通便为主要治法；②药用甘、润，忌过用苦寒药和辛温燥热药（杨叔禹经验）；③活血化瘀贯穿治疗始终，多选用丹参、葛根、鸡血藤、赤芍、当归等养血活血药（祝谌予经验）；④正确使用蒽醌类泻药：长期、大量使用大黄、番泻叶、芦荟、决明子、虎杖、茜草等蒽醌类泻药会致结肠黑变病，严重时会损伤结肠平滑肌和肠肌间神经丛，使用时应"中病即止"；⑥药物性肝损害：润肠通便药（何首乌）常引发药物性肝损伤，应慎重使用；⑦中药灌肠：通过直肠给药，使药物直达肠道病变处，充分发挥药效，特别适用于年老体虚、不耐攻下和服药困难患者；⑧穴位贴敷：通过药物和腧穴的双重作用达到治疗目的，避免药物对胃肠刺激、胃肠道对药物的破坏和肝的首过效应；⑨气功疗法：能持续改善患者的便秘症状、心理状况和生活质量。

（执笔人：陈弼沧）

参 考 文 献

1. 中华医学会消化病学分会胃肠动力学组，中华医学会外科学分会直肠肛门外科学组．中国慢性便秘诊疗指南（2013，武汉）［J］．胃肠病学，2013，18（10）：605-612.

2. 单书健，陈子华．古今名医临证金鉴：消渴卷［M］．第 2 版．北京：中国中医药出版社，2011.

血脂异常

一、糖尿病伴血脂异常定义

血脂异常指血浆中脂质量和质的异常,通常包括血浆中胆固醇或(和)甘油三酯升高,也包括高密度脂蛋白降低。除少数是因全身性疾病所致的继发性血脂异常外,绝大多数是因遗传基因缺陷或与环境因素相互作用引起的原发性血脂异常。血脂异常作为代谢综合征的组分之一,与多种疾病如肥胖、2型糖尿病、高血压、冠心病、脑卒中等密切相关。长期血脂异常可以导致动脉粥样硬化、增加心脑血管病的发病率及死亡率,是冠心病及缺血性脑卒中的独立危险因素。临床上,糖尿病伴血脂异常较为常见。

二、现代医学对糖尿病伴血脂异常发病机制的认识

现代医学对发病机制的认识主要包括：①遗传因素；②包括暴饮暴食、嗜酒、偏食、饮食不规律等不良饮食习惯及缺乏体力活动、精神紧张、生活不规律等；③药物：如长期口服噻嗪类利尿剂、β-受体阻滞剂、肾上腺皮质激素、避孕药等均可导致血脂异常；④继发性因素：各种疾病如甲状腺功能减退症、糖尿病、肾病综合征、肾移植、胆道阻塞等亦会导致血脂异常。

三、中医对糖尿病伴血脂异常的认识

中医虽无高脂血症的概念，但对"膏""脂"却早有所认识。现代医学中的"血脂"与中医中的"膏""脂"相类似。如《灵枢·五癃津液别》中记载：

"五谷之津液，和合而为膏者，内渗入于骨空，补益脑髓，而下流于阴股。"张景岳曰："津液和合为膏者，以填补骨空之中，则为脑为髓，为精为血。"阐述了膏脂来源于津液。故而高脂血症属中医学中"痰湿""痰浊""痰瘀"等范畴。

高脂血症的病因可分为内因和外因，外因多为嗜食肥甘，久坐少动；内因则以脾不健运和肾气不足为主。"脾为生痰之源"，根据"脾主运化"的机理，脾主运化水液，是气机升降之枢纽，若脾失健运，水谷精微失其正常的运动变化状态，聚而为痰为浊，为脂为膏。肾主一身之阳气，对津液的存储、分布、利用及津液、精、血之间的转化起主导作用。若肾气不足，气化失司；或肾阳不足，火不生土，水津不布或水液内停，最终为湿为痰，滞留于津血中，致使血脂升高。由此可见，脾肾是影响脂浊成化之关键，脾不健运和肾气不足是引起高脂血症的主要病机。

四、糖尿病伴血脂异常的中医
辨证分型治疗

本病属本虚标实之证，其病位在心肝脾肾，痰浊证、血瘀证、脾肾亏虚证是临床主要证型。实证治以活血化痰、通络降脂为主，虚症则以滋补肝肾，阴虚兼以补脾和胃为主。

1. 痰浊阻遏证

症见：形体肥胖，头重如裹，胸闷，呕恶痰涎，肢麻沉重；心悸，失眠，口淡，食少；舌胖，苔滑腻，脉弦滑。

治法：燥湿化痰。

代表方：二陈汤（《太平惠民和剂局方》）合胃苓汤（《丹溪心法》）加减。

主要药物：陈皮 10g，半夏 10g，茯苓 10g，薏苡仁 20g，苍术 10g，白术 10g，猪苓 10g，莱菔子 10g，厚朴 10g，泽泻 10g。

加减：如眩晕较甚者，加竹茹 12g、天麻 10g；脘闷纳差者，加砂仁 4g、白蔻仁

10g、焦山楂30g；痰郁化火者，加莲子10g、黄连10g；胸闷者，加瓜蒌20g、薤白10g；麻木者，加胆南星6g、僵蚕10g。

中成药：二陈合剂，口服，每日3次，每次10~15ml。

诊治要点：此证适合于肥胖之人，盖肥人多痰，肺为生痰之源，脾为贮痰之器，此方为燥湿化痰基本方，随症加减。

2. 气滞血瘀证

症见：胸胁胀闷，走窜疼痛，心前区刺痛；心烦不安；舌尖边有瘀点或瘀斑，脉沉涩。

治法：行气活血。

代表方：血府逐瘀汤（《医林改错》）加减。

主要药物：桃仁10g，红花10g，当归15g，川芎10g，赤芍10g，生地黄10g，牛膝15g，柴胡10g，枳壳10g，郁金10g，桔梗6g。

加减：心痛者，加丹参30g、延胡索10g；眩晕较甚者，加代赭石30g、旋覆花

10g；耳鸣者，加菊花 10g、枸杞子 10g；
瘀血甚者，加水蛭 3～5g、桃仁 10g、赤
芍 10g。

中成药：血府逐瘀口服液，口服，每
日 3 次，每次 10ml。

诊治要点：此方治疗气机郁滞、瘀血内
阻于胸部，正如王清任所言"胸中血府血
瘀"之证。治疗特点是活血与行气相伍，
祛瘀与养血同施。治疗中须注意中病即止。

3. 脾肾阳虚证

症见：畏寒肢冷，眩晕，倦怠乏力，
便溏；食少，脘腹作胀，面肢浮肿；舌淡
质嫩，苔白，脉沉细。

治法：健脾益肾。

代表方：附子理中汤（《太平惠民和剂
局方》）合苓桂术甘汤（《伤寒论》）加减。

主要药物：制附子（先煎）10g，党
参 20g，白术 15g，炮姜 10g，炙甘草 10g，
茯苓 10g，桂枝 9g。

加减：气短乏力者，加生黄芪 20g；
腹胀纳呆者，加薏苡仁 10g、扁豆 10g；

形寒肢冷者，可加干姜 5g；少寐健忘者，可加合欢皮 10g、夜交藤 30g；肾阳虚明显者，加巴戟天 10g、肉桂 3g；下肢浮肿，加生黄芪 30g、茯苓 10g。

中成药：附子理中丸，口服，每日 2~3 次，每次 6~8g。

诊治要点：脾肾阳虚导致寒从内生，肾阳亏虚，则"釜底无薪"，脾阳亦不能健运。本方温补脾肾，伴五更泄泻可加用四神丸。

4. 肝肾阴虚证

症见：眩晕耳鸣，腰酸膝软，五心烦热；口干，健忘，失眠；舌质红，少苔，脉细数。

治法：滋补肝肾。

代表方：杞菊地黄丸(《医级》)加减。

主要药物：生地黄 10g，山药 15g，茯苓 10g，山茱萸 10g，丹皮 10g，泽泻 10g，枸杞 15g，制首乌 10g。

加减：心烦易怒、目赤者，加龙胆草 15g、菊花 10g；口干、目干明显者，加枸杞子 30g、首乌 20g、知母 10g、黄柏 10g；

目赤便秘者，可选用草决明 30g；若麻木
或震颤、夜寐不安，加生龙骨 30g（先
煎）、生牡蛎 30g（先煎）、酸枣仁 10g、
柏子仁 10g（杵碎）。

中成药：杞菊地黄丸，口服，每日 2
次，每次 6~8g。

诊治要点：肝肾阴虚，阴虚生内热，
虚火易致阴伤。本方滋养肝肾，平潜虚阳。

附：糖尿病伴血脂异常辨证
论治一览表

证型	辨证要点	方药
痰浊阻遏	形体肥胖，头重如裹，肢麻沉重；口淡食少；舌胖，苔滑腻，脉弦滑	二陈汤合胃苓汤加减（陈皮 10g，半夏 10g，茯苓 10g，薏苡仁 20g，苍术 10g，白术 10g，猪苓 10g，莱菔子 10g，厚朴 10g，泽泻 10g）
气滞血瘀	胸胁胀闷，走窜疼痛，心前区刺痛；舌尖边有瘀点或瘀斑，脉沉涩	血府逐瘀汤加减（桃仁 10g，红花 10g，当归 15g，川芎 10g，赤芍 10g，生地黄 10g，牛膝 15g，柴胡 10g，枳壳 10g，郁金 10g，桔梗 6g）

续表

证型	辨证要点	方药
脾肾阳虚	畏寒肢冷，乏力便溏；食少浮肿；舌淡质嫩，苔白，脉沉细	附子理中汤合苓桂术甘汤加减［制附子（先煎）10g，党参20g，白术15g，炮姜10g，炙甘草10g，茯苓10g，桂枝9g］
肝肾阴虚	眩晕耳鸣，腰酸膝软，五心烦热；舌质红，少苔，脉细数	杞菊地黄丸加减（生地黄10g，山药15g，茯苓10g，山茱萸10g，丹皮10g，泽泻10g，枸杞15g，制首乌10g）

五、糖尿病伴血脂异常的其他疗法

1. **饮食指导**　饮食治疗和生活方式改善是血脂异常的基础措施：减少饱和脂肪酸和胆固醇摄入、选择降低血脂的食物如可溶性纤维、减肥、增加规律的体力活动；其他如戒烟、限制饮酒量、限盐等。大量文献显示，很多食物具有降低血脂的作用。可作为药食两用的食材如下：①蔬菜类：芹菜、大蒜、香菇、黑木耳、海带；②五谷杂粮：玉米、红薯、扁豆；③果品：橘子、苹果。注意饮食禁忌：忌辛辣刺激之品，忌食冷饮、冰激凌、咸菜、腌肉等生冷及腌制之品，忌食肥肉、油炸鸡腿等肥甘厚味之品。

2. 药膳

（1）粥品：①萝卜粥：一般人群均适用进行调养，取白萝卜适量加入大米煮粥服用；②苡米粥：一般人群均适用进行调养，取薏苡仁 50g 同粳米煮粥服用；③荷叶粳米粥：适用湿热患者，取荷叶 15g 同粳米煮粥服用；④茯苓百合粥：适用于脾肾不足患者，取茯苓 15g、百合 15g 同粳米煮粥服用。

（2）菜谱：蒸木耳、香菇炒芹菜、洋葱炒木耳、海带炒芹菜、山药红薯赤豆羹、海带木耳汤、鲫鱼山楂萝卜汤。

3. 代茶饮

（1）山楂荷叶茶：适用于痰湿肥胖患者，取山楂、荷叶各5g，泡茶饮用。

（2）首乌决明茶：适用于本虚标实患者，取何首乌、草决明各 5g，泡茶饮用。

六、可能导致血脂异常的药物、食物及疾病

升高血脂的药物

升高低密度脂蛋白胆固醇（LDL-C）水平的药物	部分孕酮类药物、合成类固醇、达那唑、噻嗪类利尿剂、糖皮质激素、噻唑烷二酮类药物、纤维酸类药物、胺碘酮、免疫抑制药、异维 A 酸等
升高甘油三酯（TG）的药物	口服雌激素、雷洛昔芬、类维生素 A、免疫抑制剂、干扰素、β-受体阻滞剂、非典型抗精神病药物、蛋白酶抑制剂、噻嗪类利尿药物、糖皮质激素、罗格列酮、胆酸螯合剂、左旋天冬酰胺酶、环磷酰胺等

导致血脂异常的饮食或疾病

	LDL-C 升高	TG 升高
饮食因素	正能量平衡、高饱和脂肪酸、高反式脂肪酸、增重、神经性厌食症	正能量平衡、高血糖负荷、酗酒、增重

续表

	LDL-C 升高	TG 升高
疾病或代谢紊乱	慢性肾病、肾病综合征、梗阻性肝病、人类免疫缺陷病毒（HIV）感染、自体免疫疾病、甲状腺功能减退症、妊娠、多囊卵巢综合征、绝经过渡期	慢性肾病、肾病综合征、糖尿病、代谢综合征、HIV感染、自体免疫病、甲状腺功能减退症、妊娠、多囊卵巢综合征、绝经过渡期

七、按 语

1. 糖尿病本身可以导致血脂异常，一旦血糖控制良好，应对血脂水平重新评估。

2. 血脂异常常无明显的临床症状，治疗上可以辨病论治。用药方面可以结合现代药理的研究成果随证加减。临床常用治疗血脂异常的中草药如制首乌、女贞子、灵芝、泽泻、决明子、山楂、大黄、虎杖、姜黄、蒲黄、银杏叶、丹参、没药、荷叶等。

3. 实验证实有降脂作用，而又有明确临床疗效的药物包括：一种是在降脂药中多选属于攻下泻利者组方，如丹参、水蛭、山楂、泽泻、半夏、薤白、茵陈、绞股蓝等，主要针对年轻体壮者；另一种则在降脂中多选属于补益者组方，如黄芪、白术、枸杞、何首乌、黄精、黑芝麻、荷叶、刺五加、党参等，主要针对年高体弱者。

4. 高脂血症作为心脑血管疾病的危险因素，在现代医学中不仅仅着眼于调脂，同时还关注动脉内膜厚度、动脉粥样斑块等。对于糖尿病合并脑梗死、冠心病、动脉斑块形成患者，即使血脂在正常范围，亦需加用调脂药。所以临床上发现血脂升高时，需要完善肝脏彩超、动脉血管彩超等检查，用于早期发现脂肪肝、动脉粥样硬化，及早采取措施。

5. 中医药治疗高脂血症的作用机制主要有：①降血脂作用，包括抑制胆固醇的吸收，促进脂肪的分解，加速肝肠循环，对载脂蛋白的调节；②调节血管内皮功能；③清除氧自由基；④对血液成分的影响，主要通过改变血液黏度和血液流变学来实现。

（执笔人：王丽英　闫冰）

参 考 文 献

1. 李风雷，郭海英．高脂血症的药膳食疗研究进展［J］．湖南中医杂志，2014，30（4）：164-166.

2. 谷鑫，吴承玉．高脂血症诊治思路探析［J］．中医杂志，2014，55（2）：166-167.

3. 张学智．血脂异常中医诊疗标准（初稿）［J］．中华中医药杂志，2008，23（8）：716-719.

4. 李静娴，沈翠珍．从体质学角度探讨高脂血症患者的中医食疗方案［J］．浙江中医药大学学报，2013，37（7）：927-928，939.

非酒精性脂肪肝

一、糖尿病伴非酒精性脂肪肝 的定义

非酒精性脂肪性肝病（NAFLD）是胰岛素抵抗和遗传易感性密切相关的代谢应激性肝损伤，NAFLD 是代谢综合征的重要组分，其发生被认为是与糖代谢异常、高脂血症、胰岛素抵抗有关，在此状态下机体对胰岛素的利用减少，引起继发性的高胰岛素血症，负反馈地引起糖代谢障碍、血脂升高，导致本病的发生。肥胖、血脂紊乱、糖尿病和代谢综合征是其肯定的危险因素；疾病谱包括单纯性脂肪肝（NAFL）、非酒精性脂肪性肝炎（NASH）以及肝硬化和隐源性肝硬化；诊断标准为存在肝细胞脂肪变的影像学或组

织学依据，并能除外过量饮酒、药物或遗传性疾病等可导致肝脂肪变的其他病因。

2型糖尿病和非酒精性脂肪肝关系密切。2型糖尿病患者中，NAFLD患病率为28%～55%。随着肥胖症和代谢综合征在全球的流行，近20年亚洲国家NAFLD增长迅速且呈低龄化发病趋势，中国的上海、广州和香港等发达地区成人NAFLD患病率在15%左右。NAFLD患者预期寿命较正常人缩短，死因主要为动脉硬化性心脑血管疾病、各器官恶性肿瘤和肝硬化。所以NAFLD是21世纪全球重要的公共健康问题之一，亦是我国愈来愈重视的慢性肝病问题。

二、现代医学对糖尿病伴非酒精性脂肪肝发病机制的认识

现代医学认为，非酒精性脂肪肝的发病机制尚未完全明了，是遗传-环境-代谢应激相关因素导致的以肝细胞脂肪变性为主的临床病理综合征；目前较为流行的

"二次打击学说"认为胰岛素抵抗导致胰岛素信号传导途径改变,进一步引起脂肪代谢失衡,肝内脂肪积聚,在此基础上发生的氧化应激和脂质过氧化是导致非酒精性脂肪肝的关键。其中糖尿病是最主要的危险因素之一。由于糖尿病患者胰岛素抵抗的发生、游离脂肪酸释放的增加、脂质过氧化及抗氧化能力的减弱、早期线粒体功能的损伤、肝细胞的氧化应激和全身的慢性炎症等因素导致脂肪在肝内过度蓄积。

NAFLD 的危险因素包括:高脂肪高热量膳食结构、多坐少动的生活方式、胰岛素抵抗、代谢综合征及其组分(肥胖、高血压、血脂紊乱和 2 型糖尿病)。

三、中医对糖尿病伴非酒精性脂肪肝的认识

脂肪肝属中医学"胁痛""肝壅""肝癖(痞)""积证"等范畴,因其与肥胖关系密切,故亦有"肥气病"之称。糖尿病属中医学"消渴"范畴。随着对上述

两种疾病研究的不断深入，中医对其病因病机等方面亦有自己的认识。大多医家认为其病因多为饮食不节、劳逸失度、情志失调、久病体虚、禀赋不足。饮食不节，劳逸失度，伤及脾胃，脾失健运，或情志失调，肝气郁结，肝气犯脾，脾失健运，或久病体虚，脾胃虚弱，脾失健运，导致湿浊内停；湿邪日久，郁而化热，而出现湿热内蕴；禀赋不足或久病及肾，肾精亏损，气化失司，痰浊不化，痰浊内结，阻滞气机，气滞血瘀，瘀血内停，阻滞脉络，最终导致痰瘀互结。其病理基础与痰、湿、浊、瘀、热等有关，病位在肝，涉及脾、胃、肾等脏腑，证属本虚标实，脾肾亏虚为本，痰浊血瘀为标。

四、糖尿病伴非酒精性脂肪肝的中医辨证分型治疗

1. 湿浊内停证

症见：右胁肋不适或胀闷，形体肥

胖，周身困重，倦怠乏力，胸脘痞闷，头晕恶心，食欲不振，舌淡红，苔白腻，脉弦滑。

治法：祛湿化浊。

代表方：胃苓汤（《丹溪心法》）加减。

主要药物：陈皮 5g，厚朴 10g，苍术 10g，白术 10g，猪苓 10g，茯苓 10g，桂枝 5g，泽泻 10g，炙甘草 5g。

中成药：桑葛降脂丸，口服，每次 4g，每日 3 次。

诊治要点：糖尿病伴非酒精性脂肪肝患者大多肥胖，临床见纳差、乏力等不适时慎用滋补之品，避免加重湿邪。

2. 肝郁脾虚证

症见：右胁肋胀满或走窜作痛，每因烦恼郁怒诱发；腹胀便溏，倦怠乏力，抑郁烦闷，时欲太息，舌淡、边有齿痕，苔薄白或腻，脉弦或弦细。

治法：疏肝健脾。

代表方：逍遥散（《太平惠民和剂局

方》）加减。

主要药物：柴胡 10g，白术 10g，白芍 10g，当归 10g，茯苓 10g，薄荷 3g，生姜 3g，生甘草 5g。

中成药：逍遥丸，每次 8 丸，每天 3 次。

诊治要点：此证主要针对肝旺乘脾导致的诸多症状，应疏补相宜。若合并热象，可予丹栀逍遥散。

3. 湿热蕴结证

症见：右胁肋胀痛，口黏或口干口苦，胸脘痞满，周身困重，食少纳呆，舌质红，苔黄腻，脉濡数或滑数。

治法：清热化湿。

代表方：三仁汤（《温病条辨》）合茵陈五苓散（《金匮要略》）加减。

主要药物：杏仁 15g，白蔻仁 6g，生薏苡仁 18g，厚朴 6g，通草 6g，滑石 18g，制半夏 15g，茵陈 15g，茯苓 10g，猪苓 10g，泽泻 10g，白术 10g，金钱草 10g，生甘草 6g。

中成药：茵栀黄颗粒，每次5g，每日3次。

诊治要点：糖尿病伴非酒精性脂肪肝早期湿热之象偏重，故治疗以清热利湿为宜，但需避免苦寒太过。

4. 痰瘀互结证

症见：右胁下痞块，右胁肋刺痛，纳呆厌油，胸脘痞闷，面色晦滞，舌淡黯、边有瘀斑，苔腻，脉弦滑或涩。

治法：活血化瘀，祛痰散结。

代表方：血府逐瘀汤(《医林改错》)合二陈汤(《太平惠民和剂局方》)加减。

主要药物：赤芍10g，川芎6g，桃仁12g，红花10g，当归10g，柴胡3g，枳壳6g，桔梗6g，甘草6g，丹参10g，制半夏15g，陈皮15g，茯苓10g。

中成药：大黄䗪虫丸，每次5g，每日3次。

诊治要点：糖尿病伴脂肪肝后期，久病入络，瘀血停滞，故予活血疏肝散结治疗，治疗中须注意中病即止。

附：糖尿病伴非酒精性脂肪肝
辨证论治一览表

证型	辨证要点	方药
湿浊内停	右胁肋不适或胀闷，肥胖乏力，舌淡红，苔白腻，脉弦滑	胃苓汤加减（陈皮 5g，厚朴 10g，苍术 10g，白术 10g，猪苓 10g，茯苓 10g，桂枝 5g，泽泻 10g，炙甘草 5g）
肝郁脾虚	胁肋胀痛，情志变化时加重，腹胀便溏，时欲太息，舌淡，苔薄白或腻，脉弦或弦细	逍遥散加减（柴胡 10g，白术 10g，白芍 10g，当归 10g，茯苓 10g，薄荷 3g，生姜 3g，生甘草 5g）
湿热蕴结	右胁肋胀痛，口苦干，身重，舌质红，苔黄腻，脉濡数或滑数	三仁汤合茵陈五苓散加减（杏仁 15g，白蔻仁 6g，生薏苡仁 18g，厚朴 6g，通草 6g，滑石 18g，制半夏 15g，茵陈 15g，茯苓 10g，猪苓 10g，泽泻 10g，白术 10g，金钱草 10g，生甘草 6g）
痰瘀互结	肝区刺痛或触及痞块，厌食油腻，舌淡黯、边有瘀斑，苔腻，脉弦滑或涩	血府逐瘀汤合二陈汤加减（赤芍 10g，川芎 6g，桃仁 12g，红花 10g，当归 10g，柴胡 3g，枳壳 6g，桔梗 6g，甘草 6g，丹参 10g，制半夏 15g，陈皮 15g，茯苓 10g）

五、糖尿病伴非酒精性脂肪肝的其他中医疗法

1. **针灸** 临床研究表明，针灸具有降脂、阻断胰岛素抵抗及过氧化反应的功效，一般取丰隆、足三里、太冲、肝俞、三阴交等穴，根据患者的情况采取不同手法及方式，或补或泻，或针或灸，或采用其他穴位刺激法。同时，根据辨证加减，肝郁气滞者，加行间，用泻法；肝肾两虚者，加太溪、照海、复溜，用补法；瘀血内阻者，加血海、地机，用泻法；痰湿困脾者，加公孙、商丘，用泻法。每次取6~7个穴位，留针30分钟，期间行针1次，15次为1个疗程。（此法需在血糖控制较好的情况下，由专业医生完成）

2. **食疗** 以低热卡、低脂肪和高纤维素为饮食基本原则，在日常生活中可配合下列中药材：

（1）枸杞：据临床观察，枸杞能护

肝、降血糖、软化血管，降低血液中胆固醇、甘油三酯水平，对糖尿病合并脂肪肝有一定的疗效。可用于煲汤、煮粥或泡茶水喝，每次适量即可。

适用于广大人群，对身体虚弱、抵抗力差的患者尤为适宜。

（2）黄精：黄精具有降血糖、降血脂、调节血压、抗脂肪肝、防治动脉粥样硬化之功。蒸煮食用均可，鲜品黄精每天100g 左右，干品黄精每天 30g 左右。

黄精滋腻，亦助邪湿，故消化功能不佳者不宜使用。

此外，既可保肝又能降糖的中药还有三七、女贞子等，均可在平常膳食中配合使用。

3. 代茶饮 女贞子玉米须饮。

配方：女贞子 30g，桑叶 6g，菊花6g，玉米须 30g，竹茹 6g。

制作：①把上述药物洗净，放入锅内，加水 300ml；②把炖锅置中火上烧沸，改用文火煮 25 分钟即成。

适宜人群：适用于所有糖尿病伴非酒精性脂肪肝的患者。

4. **生活方式调理** 健康宣传教育，改变生活方式：通过健康宣教纠正不良生活方式和行为，推荐中等程度的热量限制，肥胖成人每日热量摄入需减少2092～4184kJ（500～1000kcal）。改变饮食组分，建议低糖低脂的平衡膳食，减少含蔗糖饮料以及饱和脂肪酸和反式脂肪酸的摄入并增加膳食纤维含量；中等量有氧运动，每周4次以上，累计锻炼时间至少150分钟。通常需要有一定程度的体质量下降才能有益于包括NAFLD在内的代谢综合征组分的康复。

六、按　语

1. 实验及临床研究发现，一些单味中药和中药复方对于NAFLD具有明显的治疗效果，而且不良反应小。如山楂、山楂叶、丹参、决明子、制首乌、泽泻、荷叶、虎杖等。

2. 避免使用已明确证实有肝损害的药物，如黄药子、雷公藤、生首乌、苦楝子、麻黄、山豆根、苍耳子等。有些药物中的成分具有肝毒性，如薄荷油、柴胡挥发油、柴胡皂苷、苦楝子三萜、苍耳苷、栀子苷、秋水仙碱。

（执笔人：陈政　王丽英）

参 考 文 献

1. 中国中西医结合学会消化系统疾病专业委员会. 非酒精性脂肪肝性肝病的中西医结合诊疗共识意见 [J]. 中国中西医结合杂志, 2011, 31（2）: 155-158.

2. 朱丹, 吕文良, 陈兰羽. 非酒精性脂肪性肝病的中药单药研究 [J]. 中华中医药学刊, 2014, 32（4）: 783-785.

3. 高尚, 孙向明, 许颖, 等. 中药致肝毒性相关机制研究 [J]. 哈尔滨商业大学学报, 2014, 30（3）: 257-259, 270.

4. 陈莹容, 杨水新. 中药肝毒性及配伍减毒研究进展 [J]. 浙江中医杂志, 2012, 47（7）: 536-538.

眩　晕

一、糖尿病伴眩晕的定义

糖尿病伴眩晕是指糖尿病患者出现头晕、眼花，轻者闭目即止，重者如坐车船，旋转不定，不能站立，或伴有耳鸣、恶心、呕吐、汗出，甚则昏倒等症状。

二、现代医学对糖尿病伴眩晕发病机制的认识

糖尿病伴眩晕的发病机制目前尚未完全明确。现代医学认为，它主要与糖尿病合并症如高血压、脂代谢紊乱及其并发症等有关。糖尿病引发眩晕的可能机制包括：

1. 脑供血不足

（1）大血管病变累及颈动脉、脑动

脉，导致该处动脉粥样硬化性改变，使血管腔变窄，或斑块脱落，形成血栓，引起动脉管腔堵塞。

（2）直立性低血压：①糖尿病自主神经病变患者伴有下肢血管及内脏血管收缩功能不良，导致血管阻力减少，血液滞留在外周血管，回心血量减少，有效血容量减低；而且此类患者在站立时，血浆中的去甲肾上腺素水平增值降低。②糖尿病肾病导致直立性低血压的原因可能与肾小球结节性和弥漫性病变导致肾调节机体有效血容量能力下降，肾功能受损导致体液向组织间隙转移，使体位改变时不能维持足够的血容量有关；另外，糖尿病肾病属于微血管病变，微血管病变会导致神经内膜缺血、能量代谢障碍，神经轴突及髓鞘变性，引起心血管自主神经系统受损，使压力反射及心率反射通路调节能力下降。另外，肾素-血管紧张素-醛固酮系统可能也受到一定的影响而参与直立性低血压的发生。

（3）低血糖。

2. 耳源性 微血管病变中的内耳微血管病变，使营养神经的小血管发生狭窄或闭塞，当病变累及耳蜗、前庭等部位时，就会出现耳鸣、头晕等症状。

3. 心因性 糖尿病患者多半存在抑郁、焦虑等心理状态，亦可引发头晕。

4. 药源性 糖尿病伴眩晕的病因繁多、表现多样，且无客观检查能明确诊断和鉴别各种头晕。因此，如何根据常见病因及临床特点，在医疗工作中快速进行筛选及诊断就显得非常重要。首先，需明确眩晕常见各种类的临床特点；其次，询问病史尤为重要，应了解其持续时间、发作频率、伴随症状及诱发因素等，并做好体格检查；最后，再依据患者的主诉和重要（听觉和神经系统）症状的有无进行分流检查和诊断，尽快排除危、急、重症引起的头晕，以及有明确时间治疗窗、需紧急处理的疾病。

三、中医对糖尿病伴眩晕
的认识

糖尿病伴眩晕的病因主要有情志失调、饮食不节、久病体虚、年高肾亏、外伤等。虽病因有以上多种，但其基本病理变化，不外虚实两端。虚者为气血亏虚，或髓海不足，清窍失养，则发为眩晕；实者为风、火、痰、瘀扰乱清空，而形成头晕。本病的病位在头窍，其病变脏腑与肝、脾、肾三脏相关。

四、糖尿病伴眩晕的中医
辨证分型治疗

1. 风阳上亢证

症见：口渴引饮，体瘦；头晕耳鸣，头目胀痛，遇烦劳郁怒加重，甚则扑倒，且急躁易怒，目赤口干，肢麻震颤，少寐多梦，舌红苔薄黄，脉弦数。

治法：平肝潜阳，清火息风。

代表方：天麻钩藤饮(《杂病证治新义》)加减。

主要药物：天麻 9g，钩藤（后下）12g，生石决明（先煎）12g，山栀 9g，黄芩 9g，川牛膝 15g，杜仲 9g，益母草 9g，桑寄生 9g，夜交藤 9g，茯神 9g。

中成药：天麻钩藤颗粒，冲服，每次 10g，每日 3 次。

诊治要点：眩晕多虚实夹杂，此方不仅平肝熄风、补益肝肾，兼有清热安神之效。

2. 痰湿中阻证

症见：体胖，口渴引饮，但不解渴，或口干不欲饮；头晕，头重昏蒙，或伴视物旋转，胸闷恶心，呕吐痰涎，食少多寐，舌苔白腻，脉濡滑。

治法：化痰祛湿，健脾和胃。

代表方：半夏白术天麻汤(《医学心悟》)加减。

主要药物：天麻 9g，半夏 9g，炒白

术 10g，橘红 6g，茯苓 20g，甘草 6g。

中成药：半夏天麻丸，口服，每次 6g，每日 2～3 次。

诊治要点：本方主要用于脾虚聚湿生痰所致的眩晕、头重、呕恶。若痰郁化火，出现头痛头胀，口苦口渴不欲饮，舌红苔黄腻，可用黄连温胆汤。

3. 气血亏虚证

症见：体瘦，能食与便溏并见，或饮食减少，面色㿠白，神疲乏力，倦怠懒言，唇甲不华，发色不泽，心悸少寐，纳少腹胀；头晕动则加剧，劳累即发，舌淡苔薄白，脉细弱。

治法：补益气血，调养心脾。

代表方：归脾汤（《正体类要》）加减。

主要药物：黄芪 15g，党参 15g，茯神 20g，炒白术 10g，当归 10g，炙甘草 6g，生姜 1 片，红枣 10g，龙眼肉 6g，远志 10g，酸枣仁 15g，木香 6g。

中成药：归脾丸，口服，每次 6g，

每日 3 次。

诊治要点：本方适用于心脾两虚、气血不足所致的眩晕不适。若中气不足，清阳不升，可予补中益气汤；若自汗时出，易于感冒，可加用玉屏风散。

4. 肾精不足证

症见：消渴日久，尿频量多，混浊如脂膏，或尿甜；头晕日久不愈，精神萎靡，腰膝酸软，少寐多梦，健忘，两目干涩，视力减退；或遗精滑泄，耳鸣齿摇；或颧红咽干，五心烦热，舌红少苔，脉细数；或面色㿠白，形寒肢冷，舌淡嫩，苔白，脉弱尺甚。

治法：滋养肝肾，益精填髓。

代表方：左归丸或右归丸(《景岳全书》) 加减。

主要药物：左归丸加减：熟地 20g，山药 10g，枸杞子 10g，山茱萸 10g，川牛膝 10g，菟丝 10g，鹿胶 10g，龟胶 10g。右归丸加减：熟地黄 10g，制附子（先煎）6g，肉桂 9g，山药 10g，山茱萸 10g，菟丝子 15g，鹿角胶 10g，枸杞子 10g，当归 10g，杜仲 10g。

中成药：左归丸，口服，每次 9g，每日 2~3 次；右归丸，口服，每次 1 丸，每日 3 次。

诊治要点：糖尿病伴眩晕日久，肾精不足，髓海失养，肝肾阴虚，可予左归丸治疗；若阴损及阳，肾阳亏损，故予右归丸温补。

5. 肾虚水泛证

症见：消渴日久，小便不利，浮肿，腰以下为甚；头目眩晕，身体筋肉瞤动，站立不稳，四肢沉重疼痛，畏寒肢厥，心下悸动不宁；或腹痛，泄泻；或咳喘呕逆。舌质淡胖、边有齿痕，舌苔白滑，脉沉细。

治法：温阳利水。

代表方：真武汤(《伤寒论》) 合苓桂术甘汤(《金匮要略》) 加减。

主要药物：茯苓 20g，芍药 10g，生姜 1 片，制附子（先煎）6g，炒白术

10g，桂枝 10g，炙甘草 6g。

中成药：济生肾气丸，口服，每次 9g，每日 2~3 次。

诊治要点：糖尿病伴眩晕日久，伤及肾阳，肾虚水化不利，出现阳虚水泛，故予温阳利水治疗。

6. 瘀血阻窍证

症见：口干，夜间为甚；头晕，巅顶疼痛如锥刺，兼见健忘，失眠，心悸，精神不振，耳鸣耳聋，肢体麻木，面唇紫黯，舌黯有瘀斑，脉涩或细涩。

治法：祛瘀生新，活血通窍。

代表方：通窍活血汤(《医林改错》)加减。

主要药物：桃仁 7g，红花 6g，赤芍 10g，川芎 10g，白芷 10g，红枣 10g，生姜 1 片，葱白 3 根。

诊治要点：本证适用于跌仆外伤、瘀阻头窍导致的眩晕、头痛，故予活血化瘀，推陈致新。

附：糖尿病伴眩晕辨证论治一览表

证型	辨证要点	方药
风阳上亢	头晕耳鸣，头目胀痛，舌红苔薄黄，脉弦数	天麻钩藤饮加减［天麻9g，钩藤（后下）12g，生石决明（先煎）12g，山栀9g，黄芩9g，川牛膝15g，杜仲9g，益母草9g，桑寄生9g，夜交藤9g，茯神9g］
痰湿中阻	体胖，头重昏蒙，苔白腻，脉濡滑	半夏白术天麻汤加减（天麻9g，半夏9g，炒白术10g，橘红6g，茯苓20g，甘草6g）
气血亏虚	头晕动则加剧，劳累即发，体瘦，乏力，舌淡苔薄白，脉细弱	归脾汤加减（黄芪15g，党参15g，茯神20g，炒白术10g，当归10g，炙甘草6g，生姜1片，红枣10g，龙眼肉6g，远志10g，酸枣仁15g，木香6g）
肾精不足	耳鸣齿摇，小便频数，舌红苔少，脉细数，脉弱尺甚	左归丸加减（熟地20g，山药10g，枸杞子10g，山茱萸10g，川牛膝10g，菟丝10g，鹿胶10g，龟胶10g）右归丸加减［熟地黄10g，制附子（先煎）6g，肉桂9g，山药10g，山茱萸10g，菟丝子15g，鹿角胶10g，枸杞10g，当归10g，杜仲10g］

续表

证型	辨证要点	方药
肾虚水泛	头目眩晕，四肢沉重，小便不利，舌淡胖，苔白滑，脉沉细	真武汤合苓桂术甘汤加减［茯苓20g，芍药10g，生姜1片，制附子（先煎）6g，炒白术10g，桂枝10g，炙甘草6g］
瘀血阻窍	头晕，头痛如锥刺，舌黯有瘀斑，脉涩或细涩	通窍活血汤加减（桃仁7g，红花6g，赤芍10g，川芎10g，白芷10g，红枣10g，生姜1片，葱白3根）

五、糖尿病伴眩晕的其他中医疗法

1. 推拿

手法操作：按揉百会、四神聪、头维、四白、攒竹、丝竹空；开天门、推坎宫、运太阳、拿风池；揉眼眶周围；扫散叩击头部5线，放松颈肩部肌肉；点按擦揉背腧穴；牵拉拔伸颈椎。头为诸阳之会，手足三阳经于头部交汇，故头部为重点操作，其中百会、四神聪升提阳气功能最佳。其他穴位，可随证加减。根据患者病情轻重每日 1～2 次，5 日为 1 个疗程。头晕证属本虚标实，故不宜使用刺激量过大的手法。

2. 耳针 头晕，可选肾上腺、皮质下、额等。风阳上亢者，加肝、胆；痰蒙清窍者，加脾；气血两亏者，加脾、胃；肾精不足者，加肾、脑。用压籽法。压籽 3 天一换，两耳交替，中病即止。

3. 药膳

（1）风阳上亢型：槐菊决明粥。

材料：炒决明子、菊花各 10g，槐花 5g，粳米 60g。

制法：前 3 味水煎取汁，入粳米煮成稀稠粥即成。

用法：每日 1 剂，分 2 次服食。

（2）痰湿中阻型：赤豆茯苓粥。

材料：茯苓 20g，赤小豆 15g，粳米 60g。

制法：先把赤小豆、粳米加水适量，如常法煮粥；茯苓研成粉，等粥将成时加入调匀即可。

功效：益气健脾，化痰除眩。

用法：早晚分食，连用数天。

（3）气血亏虚型：当归党参羊肉羹。

材料：党参 50g，当归头 25g，大熟地 25g，枣仁 10g，鲜羊肉 500g，生姜 12g，葱白 4 段，料酒、味精各适量。

制法：先用清水把党参、当归头、大熟地、枣仁洗净，然后将党参切成 3cm 的小段，当归切片，枣仁研成末；生姜、葱白洗净，生姜去皮切片，葱白切成 4cm 左右的小段；鲜羊肉，洗净血污，切成块状。以上物料准备就绪后，将党参、当归、熟地、枣仁末放进砂锅内，加进适量清水，用中火煮，取其药汁；另将羊肉块放进有药汁的砂锅内，加入适量清水炖熬，至羊肉熟透为度。随量食用，亦可用作佐餐食用。

（4）肾精不足型：桑叶黑芝麻粉。

材料：桑叶 250g，黑芝麻 250g。

制法：将桑叶晒干研成细粉，黑芝麻

去除杂质，洗净晒干，研成细粉，与桑叶搅拌均匀，瓶装备用。

用法：每次 6g，2 次/日，温开水送服。

（5）肾虚水泛型：淫羊藿茯苓炖鹌鹑。

材料：淫羊藿 30g，茯苓 30g，鹌鹑 1 只。

制法：将鹌鹑宰杀去毛，除去内脏，洗净后切块，与药材共同放入炖盅内，隔水炖 3 小时，调味，吃肉饮汤。随量食用，亦可佐餐食用。

（6）瘀血阻窍型：桃仁莲藕汤。

材料：桃仁 10g，莲藕 250g。

制法：将莲藕洗净切成小块，加清水适量煮汤，调味饮汤食莲藕。

注意事项：服用药膳期间，注意监测血糖变化，需遵循因时因地因人制宜的原则。

4. 代茶饮

（1）风阳上亢型：菊楂决明饮。

组成：菊花 5g，生山楂片 5g，决明子 5g（捣破）。

制法及用法：将菊花、山楂、决明子 3 味放入保温瓶中，以沸水冲泡 30 分钟后加入适量蜂蜜即可。可冲泡 2 ~ 3 次，代茶饮频频饮用，每日数次，可长期服用。

（2）痰湿中阻型：天麻橘皮泽泻饮。

组成：天麻 5g，橘皮 5g，泽泻 5g，水煎服，代茶饮。

（3）气血亏虚型：龙眼红枣饮。

组成：何首乌 6g，龙眼肉 5g，红枣 3g，沸水冲泡代茶饮。

（4）肾精不足型：枸杞茶。选用枸杞子 10g，洗净放茶杯内，用沸水泡代茶饮即可。

（5）肾虚水泛型：铁皮石斛茶饮。

组成：铁皮石斛、当归、红参、肉苁蓉、附子、川芎、桂枝各 15g，白茯苓、熟地黄、白术、桑螵蛸、磁石各 30g。

制法及用法：将各种药物分别加工成

细末，合和拌匀，装瓶中备用。每日2次，每次取3g，用水煮沸10分钟，弃渣做茶饮服。

（6）瘀血阻窍型：三七粉，每次2～3g，1次/2周，温开水送服。

5. 手法耳石复位　主要针对的是良性阵发性位置性眩晕（耳石症），目的是使沉积在后半规管的耳石复位。根据耳石异位的半规管的不同，手法不同。

（1）后半规管耳石症快速手法复位方法：让患者平卧，头后仰，头偏向右侧时出现眩晕可判断为右侧后半规管耳石症。复位方法：①患者右侧卧位，蜷腿屈膝。②待眩晕缓解后，操作者双手扶在患者头部两侧，患者双手抓紧操作者的左前臂。以患者右臀部为轴点，迅速将患者翻转180°至左侧卧位，保持该位置状态约5分钟。

（2）上半规管耳石症快速手法复位方法：平卧头后仰出现眩晕者可判断为上半规管耳石症。操作步骤：①患者平卧于平板床上，头部与一端床头平齐，两腿自然分开垂于治疗床两侧。注意床不要太宽。②操作者站于患者左侧，右手扶在患者的枕部，左手扶于额部，以臀部为轴点，让患者快速坐起。

（3）外半规管耳石症快速手法复位：患者平卧，向左侧侧卧时出现眩晕症状时，则为左侧外半规管耳石症，右侧亦然。以右外半规管耳石症为例，操作步骤如下：①患者右侧卧位于一张宽床上；②待眩晕缓解后，操作者站于患者背后，用右手拉患者右手，迅速翻滚于左侧卧位，保持该位置状态5分钟左右。

六、按 语

1. 警惕"头晕乃中风之渐"。头晕一证在临床较为多见，其病变以虚实夹杂为主。风阳上亢型头晕若肝阳暴亢，阳亢化风，可夹痰夹火，窜走经隧，患者可以出现头晕头胀，面赤头痛，肢麻震颤，甚则昏倒等症状，当警惕发生中风的可能。必须严密监测血压、神志、肢体肌力、感觉等方面的变化，以防病情突变。

2. 对于头晕患者应进行血液、生化和免疫学检查以及神经和内耳影像学检查，除此以外，眼震电图、转椅试验、前庭自动旋转试验、听力检查、内听道薄层CT或MRI内耳水成像、前庭诱发肌源性电位等对诊断头晕病因有重要的价值。

3. 对有精神心理异常的头晕患者，应该给予心理指导和治疗，合并明显心理障碍的患者在抗焦虑抑郁药物治疗的同时，可以配合使用疏肝解郁的中药。

4. 预防头晕之发生，应尽量避免和消除能导致头晕发生的各种内、外致病因素。适当锻炼，增强体质；保持情绪稳定，防止七情内伤；注意劳逸结合，避免体力和脑力的过度劳累；饮食有节，防止暴饮暴食、过食肥甘厚腻及过咸伤肾食品，尽量戒烟戒酒。管理好血糖、血脂、血压。

5. 头晕发病时应及时治疗，注意休息，严重者当卧床休息；注意饮食清淡，保持情绪稳定，避免突然、剧烈的体位改变和头颈部运动，以防头晕症状加重，或发生昏仆。有头晕病史的患者，当避免剧烈体力活动，避免高空作业。

（执笔人：汤巧燕）

参 考 文 献

1. 周仲瑛. 中医内科学［M］. 北京：中国中医药出版社，2007.

2. 中华医学会神经病学分会，中华神经科杂志编委员会. 眩晕诊治专家共识［J］. 中华神经科杂志，2010，43（5）：369-374.

3. 头晕诊断流程建议专家组. 头晕的诊断流程建议［J］. 中华内科杂志，2009，48（5）：435-437.

4. 杨时鸿，覃小兰. 眩晕的急诊诊断思路［J］. 中国全科医学杂志，2012，15（7B）：2354-2356.

5. 张立双，江丰，康立源. 眩晕中医证型的研究进展［J］. 湖南中医杂志，2015，31（7）：174-175.

6. 彭妙官，张琦，邓雪峰，等. 2型糖尿病患者体位性低血压的临床因素分析［J］. 中国动脉硬化杂志，2010，18（11）：889-892.

7. 周芸，冯文静，刘博，等．糖尿病患者的位听功能状况分析［J］．首都医科大学学报，2012，33（6）：745-749.

8. 陈以国．社区中医适宜技术［M］．北京：中国中医药出版社，2008：291-292.

9. 曹霞．老年性眩晕的辨证食疗［J］．时珍国医国药，2002，13（11）：F003.

水　肿

一、糖尿病性水肿的定义

糖尿病性水肿是指糖尿病患者出现头面、眼睑、四肢、腹背，甚至全身浮肿。大多与糖尿病的各种慢性并发症有关，常见于糖尿病性肾病、糖尿病性心脏病、糖尿病性神经病变、糖尿病性血管病变、营养不良、肥胖及使用某些降糖药后。

二、现代医学对糖尿病性水肿发病机制的认识

1. **糖尿病性肾病**　糖尿病性肾病是导致糖尿病患者下肢水肿的最常见原因。主要因为高血糖致肾小动脉玻璃样变、肾小球硬化、肾小球间的系膜区扩增，引起

肾小球滤过率下降，血浆蛋白低下，肾代谢紊乱，造成水钠潴留，形成水肿。水肿表现在颜面部和下肢，严重者可出现胸腹腔积液。患者尿常规检查可见蛋白尿，肾功能指标（如肌酐、尿素氮）升高。

2. 糖尿病性心脏病 糖尿病后出现微血管病变和神经病变导致心律及心功能失常，这些病变均可导致心力衰竭，引起体循环淤血及水钠潴留，导致颈静脉怒张、肝脾肿大及双下肢对称性水肿。这种患者往往同时伴有心慌、胸闷、气促等心血管症状及心电图缺血性改变，可资鉴别。

3. 糖尿病神经性水肿 糖尿病神经性水肿多见于双下肢，与体位、活动有关。这是由于自主神经（主要是交感神经）受损，引起末梢血管扩张充血，双下肢静脉淤血而水肿；直立性低血压时，一部分血液滞留于下肢时，造成血容量相对不足，可刺激肾素-血管紧张素-醛固酮系统释放醛固酮，并且垂体后叶受刺激释放抗利尿激素，使水分回吸收增多加重水肿；此外，神经营养障碍引起局部毛细血管渗透性增加，也会导致下肢浮肿。糖尿病神经病变引起的水肿，大多伴有肢端麻木、疼痛、袜套样感觉减退等症状。

4. 糖尿病并发血管病变　当患者下肢静脉出现病变（如下肢深静脉血栓形成、静脉瓣膜关闭不全），导致静脉回流受阻而引起静脉高压时，可以出现下肢水肿，但往往呈单侧水肿。

5. 营养不良和肥胖　主要见于过严或错误地执行糖尿病饮食，长期节食过度，造成热量以及蛋白质的摄入严重不足，导致低蛋白血症性及营养不良性浮肿。这种患者可表现为全身性浮肿。另有一部分肥胖的糖尿病患者，虽无糖尿病合并症，但出现手、足部位肥胖性水肿，水肿产生的原因是皮下脂肪组织增多，减弱了浅静脉的支撑作用，同时脂肪隔热，造成散热困难，因而周围血管扩张、郁滞，血液循环障碍，而出现水肿。

6. 药物因素　某些降糖药物及降压药物均可引起水钠潴留，导致下肢浮肿。前者如胰岛素、噻唑烷二酮类药物（如罗格列酮、吡咯列酮）；后者如钙离子拮抗剂（如硝苯地平、氨氯地平等）。其共同特点是水肿发生在用药后，停药后不久消失。

特别要指出的是，上述水肿的原因在临床上常两种以上并存，互为因果，故需注意询问病史、症状、服药史，认真观察其体征特点，完善相关检查，以进一步鉴别其水肿的具体原因，并排除其他病变如肝病性（肝炎、其他肝脏疾病）、甲状腺功能异常疾病（甲状腺功能减退症、甲状腺功能亢进症）、血清病等所致的水肿；另外，上述各种导致水肿的慢性并发症，均应先明确为糖尿病所致，才可归属于糖尿病性水肿，否则只能归属为糖尿病同时合并的其他疾病所致的水肿，此需特别注意区分。

三、中医对糖尿病性水肿的认识

糖尿病属于中医学"消渴"病，病机为阴虚为本、燥热为标，常见症状以渴而多饮、小便数、每发即小便至甜，"焦枯消瘦"为主。但随着病情的发展，可变生多证，水肿即为其中一证。

人体水液的运行，有赖于气的推动，即有赖于脾气的升化转输，肺气的宣降通调，肾气的蒸化开合，肝气的疏泄水道。这些脏腑功能正常，则三焦发挥决渎作用，膀胱气化畅行，小便通利，可维持正常的水液代谢。反之，上述脏腑功能失调，三焦决渎失司，膀胱气化不利，体内水液潴留，泛滥肌肤，即可发为水肿。

随着"消渴"病的病程发展，燥热伤津，阴损耗气，气化不利，水湿潴留；病复日久，阴损及阳，阴阳两虚，脾肾衰败，运化、开阖失常，水液内停；久病入络，血脉瘀阻，血不行则水停；消渴日久，情志失畅，肝失条达，失于疏泄，三焦水道不利，水液滞留体内，皆发水肿。

四、糖尿病性水肿的中医辨证分型治疗

1. 气阴两虚、水湿内聚证

症见：肢体浮肿，神疲乏力，少气懒言，平素易感冒，口燥咽干，五心烦热，心烦失眠，或午后低热，自汗、盗汗，大便秘结，舌质淡，舌苔薄黄或少苔，脉沉细或数。

治法：益气养阴，淡渗利水。

代表方：参芪地黄汤（《沈氏尊生书》）加减。

主要药物：党参15g，黄芪30g，茯苓15g，地黄15g，山药15g，山茱萸10g，丹皮15g，泽泻10g，丹参20g。

中成药：参芪颗粒（开水冲服，每次1袋，每日3次）合六味地黄丸 [口服，水蜜丸，每次30粒（6g），每日2次]。

诊治要点：糖尿病随着病程发展，燥热伤津，阴损耗气，气化不利，水湿潴留，治以益气养阴，然因气虚、阴虚偏重不同，可调整方中补气药和养阴药剂量，以达方药与病证相对应。

2. 脾肾气虚、水湿不化证

症见：面足浮肿，神疲乏力，气短懒言，腰膝酸软，头晕耳鸣，脘腹胀满，食少纳呆，大便不实，夜尿多，舌淡胖，边有齿痕，苔薄白，脉沉细。

治法：健脾补肾，益气行水。

代表方：参苓白术散（《太平惠民和剂局方》）加减。

主要药物：人参 10g，茯苓 30g，白术 10g，白扁豆 6g，陈皮 10g，山药 15g，莲子 15g，砂仁 6g，薏苡仁 15g，山茱萸 15g，生地黄 15g，泽泻 15g。

中成药：参苓白术颗粒，开水冲服，每次 1 袋，每日 3 次。

诊治要点：糖尿病日久，脾肾气虚，气化不利，而见水肿。本证以健脾补肾、益气行水为主，不宜分利伤气，以免加重疾病。

3. 脾肾阳虚、水湿泛滥证

症见：面足浮肿，神疲乏力，气短懒言，腰膝酸软，畏寒肢冷，腰部冷痛，脘腹胀满，食少纳呆，大便不实，夜尿清长，舌胖黯、有齿印，脉沉细无力。

治法：温肾健脾，利水消肿。

代表方：真武汤(《伤寒论》) 合实脾饮(《济生方》) 加减。

主要药物：大腹皮6g，茯苓15g，白术10g，炙甘草3g，木瓜6g，附子6g(先煎)，草豆蔻3g，木香3g，厚朴6g，干姜5g，党参15g，白芍10g，丹参20g。

中成药：理中丸（口服，每次1丸，每日2次）合济生肾气丸（口服，每次9g，每日2~3次）。

诊治要点：脾肾阳虚，运化、开阖失常，而见水肿，治以温补脾肾为主，不可见水治水，祛邪伤正。本方阴虚火旺、实热伤津者慎用。

4. 阴阳两虚、水湿内停证

症见：面足浮肿，腰膝酸软，少气懒言，畏寒肢冷，五心烦热，口干咽燥，阳痿早泄，妇女月经不调，尿少或尿闭，大便或干或溏，舌胖有裂纹，苔白，脉沉细无力。

治法：育阴温阳，泄浊利水。

代表方：济生肾气丸（《济生方》）加减。

主要药物：生地黄 15g，山药 15g，山茱萸 10g，牡丹皮 10g，茯苓 30g，泽泻 30g，附子 5g（先煎），桂枝 10g，川牛膝 15g，车前子 30g。

中成药：济生肾气丸，口服，每次 9g，每日 2~3 次。

诊治要点：糖尿病日久，阴损及阳，阴阳两虚，脾肾衰败，运化、开阖失常，水液内停，证属虚实夹杂，治疗应标本兼顾，不可冀求速效而滥用攻逐之品。

5. 瘀血内阻、水液停滞证

症见：面足浮肿，口唇色黯或面色黧黑，或肌肤甲错，肢体麻木，舌黯有瘀斑瘀点，脉沉涩或细涩。

治法：活血化瘀，利水消肿。

代表方：桃红四物汤（《医宗金鉴》）加减。

主要药物：桃仁 6g，红花 6g，川芎 9g，当归 12g，白芍 10g，熟地 10g，茯苓 15g，猪苓 10g，炒白术 10g。

中成药：血府逐瘀丸，口服，每次 1 丸，每日 2 次。

诊治要点：久病入络，糖尿病日久，血脉瘀阻，血不行则水停，而见水肿、舌有瘀斑瘀点。本证治以活血为主，故有出血性倾向者慎用。

6. 气滞水停证

症见：肢体或全身浮肿，胸腹胀闷，或有胁痛，嗳气频频，小便不利，舌质黯苔白，脉沉弦。

治法：行气利水。

代表方：茯苓导水汤（《医宗金鉴》）加减。

主要药物：茯苓 30g，猪苓 10g，泽泻 10g，白术 15g，木香 6g，砂仁 6g，陈皮 10g，大腹皮 10g，桑白皮 10g，紫苏 10g，槟榔 15g。

中成药：柴胡舒肝丸（口服，每次 1 丸，每日 2 次）合胃苓丸（口服，每次 6g，每日 1~2 次）。

诊治要点：消渴日久，情志失畅，肝失条达，气机阻滞，水液内停，故见水肿、胸腹胁胀痛。本证治以行气利水。应悉气结之地，必是血瘀之乡，注意必要时加用活血药。

7. 心肾阳虚、水湿内停证

症见：肢体浮肿，下肢为甚，心悸怔忡，形寒肢冷，小便不利，神疲乏力，腰膝酸冷，唇甲青紫，舌淡紫，苔白滑，脉弱。

治法：温补心肾，温阳利水。

代表方：真武汤（《伤寒论》）合保元

汤(《博爱心鉴》)加减。

主要药物：党参 10g，制附子 9g，黄芪 15g，肉桂 6g，炙甘草 6g，熟地 10g，山茱萸 10g，茯苓 30g，炒白术 10g，白芍 10g，生姜 10g，车前子 30g，猪苓 15g。

中成药：参附强心丸，口服，每次 2 丸，每日 2~3 次；右归丸，口服，每次 1 丸，每日 3 次。

诊治要点：糖尿病日久，肾阳虚衰，气化失司，水湿内停，外泛肌肤，甚则水气凌心，故肢体浮肿、小便不利、心悸怔忡并见。本证治疗以温补心肾为主。本方阴虚火旺、实热伤津者慎用。

附：糖尿病性水肿辨证
论治一览表

证型	辨证要点	方药
气阴两虚水湿内聚	肢体浮肿，神疲乏力，口燥咽干，舌质淡，舌苔薄黄或少苔，脉沉细或数	参芪地黄汤加减（党参 15g，黄芪 30g，茯苓 15g，地黄 15g，山药 15g，山茱萸 10g，丹皮 15g，泽泻 10g，丹参 20g）

续表

证型	辨证要点	方药
脾肾气虚 水湿不化	面足浮肿，乏力，气短纳呆，腰膝酸软，舌淡胖，苔薄白，脉沉细	参苓白术散加减（人参10g，茯苓30g，白术10g，白扁豆6g，陈皮10g，山药15g，莲子15g，砂仁6g，薏苡仁15g，山茱萸15g，生地黄15g，泽泻15g）
脾肾阳虚 水湿泛滥	面足浮肿，腰膝酸软，畏寒肢冷，乏力，纳呆，舌胖黯，脉沉细无力	真武汤合实脾饮加减［大腹皮6g，茯苓15g，白术10g，炙甘草3g，木瓜6g，附子6g（先煎），草豆蔻3g，木香3g，厚朴6g，干姜5g，党参15g，白芍10g，丹参20g］
阴阳两虚 水湿内停	面足浮肿，畏寒肢冷，五心烦热，口干咽燥，舌胖有裂纹，苔白，脉沉细无力	济生肾气丸加减［生地黄15g，山药15g，山茱萸10g，牡丹皮10g，茯苓30g，泽泻30g，附子5g（先煎），桂枝10g，川牛膝15g，车前子30g］
瘀血内阻 水液停滞	面足浮肿，口唇色黯或面色黧黑，舌黯有瘀斑瘀点，脉沉涩或细涩	桃红四物汤加减（桃仁6g，红花6g，川芎9g，当归12g，白芍10g，熟地10g，茯苓15g，猪苓10g，炒白术10g）

续表

证型	辨证要点	方药
气滞水停	浮肿，胸腹胀闷，或有胁痛，舌质黯苔白，脉沉弦。	茯苓导水汤加减（茯苓30g，猪苓10g，泽泻10g，白术15g，木香6g，砂仁6g，陈皮10g，大腹皮10g，桑白皮10g，紫苏10g，槟榔15g）
心肾阳虚水湿内停	肢体浮肿，心悸，乏力，形寒肢冷，腰膝酸冷，舌淡紫，苔白滑，脉弱	真武汤合保元汤加减（党参10g，制附子9g，黄芪15g，肉桂6g，炙甘草6g，熟地10g，山茱萸10g，茯苓30g，炒白术10g，白芍10g，生姜10g，车前子30g，猪苓15g）

五、糖尿病性水肿的
其他中医疗法

1. **针灸**　针刺脾俞、肾俞、三焦俞、足三里、中极、三阴交、阴陵泉，平补平泻，并艾灸气海、关元、水分。

2. **推拿**　尿少者，可于少腹膀胱区按摩，促进尿液排出。

3. **耳针** 取肾、膀胱、交感、神门、腹水，用王不留行在上述穴位按压。

4. **药膳** 水肿见于糖尿病肾病者，应注意优质低蛋白、富含维生素饮食，植物蛋白如豆类食品应限制摄入；水肿和高血压患者应限制钠盐的摄入；若为营养不良性者应避免严格限制饮食，适当营养补充；并可配合中医药膳，以平衡阴阳，调理脏腑，扶正祛邪。

（1）气阴两虚、水湿内聚证

1）兔肉怀山药汤

组成：兔 1 只，怀山药 100g，葱、姜、食盐少许。

制法：将兔去爪、内脏，洗净切块，与山药共放入锅中，加适量清水，放少许葱、生姜及食盐，共煮至肉烂为度。

服法：佐餐食。

2）参芪瘦肉汤

组成：猪瘦肉 50g，花旗参 10g，黄芪 20g，麦冬 10g，加入食盐少许。

制法：猪瘦肉洗净切块，与上述其他药物共放入锅中，加适量清水，煮至肉烂为度。

服法：佐餐食。

3）玉竹鸽肉汤

组成：玉竹 15g，山药 20g，净白鸽 1 只，精盐及调料各适量。

制法：将鸽肉切块放入砂锅中，加入玉竹、山药、精盐、调料，再加水适量，文火炖煮 60 分钟，待肉熟烂后即可。

服法：佐餐服。

（2）脾肾气虚、水湿不化证

1）鲤鱼汤

组成：鲤鱼 1 条（重约 1kg），白术 15g，生姜、茯苓各 12g。

制法：鲤鱼洗净，下入锅中，加清水适量，煮沸后加白术、生姜、茯苓等，煮熟即可。

服法：佐餐食。

2）菠菜内金山药汤

组成：鲜菠菜 250g，鸡内金 10g，生山药 50g，茯苓 30g，精盐少许。

制法：将鸡内金焙干研粉，菠菜洗净后切碎，山药、茯苓洗净切片，四物共入锅中，加水炖，加入精盐即可。

服法：早晚各 1 次，佐餐服。

（3）脾肾阳虚、水湿泛滥证

1）鲫鱼赤小豆汤

组成：鲫鱼 1 条，赤小豆 50g，草果 1 个，枸杞子 50g，食盐少许，生姜 3 片。

制法：鲫鱼洗净，下入锅中，加清水适量，煮沸后加赤小豆、草果、枸杞子和调料，煮熟即可。

服法：佐餐食。

2）淫羊藿茯苓炖鹌鹑

组成：淫羊藿 30g，茯苓 30g，鹌鹑 1 只。

制法：杀鹌鹑去毛，除去内脏，洗净后切块，与药材共同放入炖盅内，隔水炖 3 小时。

服法：佐餐吃肉饮汤。

（4）阴阳两虚、水液内停证

瘦肉归芪汤

组成：瘦肉 100g，黄芪 30g，当归 15g，山药 15g，猪苓 30g，茯苓 30g，肉桂 3g。

制法：瘦肉洗净，切块，将上述药物加入，并加入清水适量，煮至肉烂。

服法：佐餐食。

（5）瘀血内阻、水液停滞证

三七当归乌鸡汤

组成：鸡 1 只，当归 15g，三七 5g，赤小豆 50g，生姜 3 片。

制法：鸡 1 只，洗净，将上述药物加入，并加入清水适量，煮至肉烂。

服法：佐餐食。

（6）气滞水停证

鲤鱼陈皮汤

组成：鲤鱼约 500g，陈皮、大腹皮各 10g，生姜皮 3g。

制法：将鲤鱼洗净，药物用布包好，同放在锅内，加水 1000ml，文火炖煮至烂熟，去药包，用葱、蒜等调味。

服法：佐餐，食肉饮汤。

（7）心肾阳虚、水湿内停证

枸杞红参海参汤

组成：枸杞叶 250g，红参 10g，海参适量，生姜皮 3g。

制法：将海参浸透，剖洗干净，切片，与红参、枸杞叶、生姜皮同放在锅内，加水 1000ml，文火炖煮至烂熟。

服法：佐餐服。

5. 代茶饮

（1）气阴两虚、水湿内聚证

1）黄芪玄参冬瓜茶：黄芪 30g，玄参 30g，鲜冬瓜 500g。煮汤，代茶饮用。

2）黄芪须根茶：黄芪 20g，玉米须 20g，糯稻根 20g。煎水代茶，分数次饮。

（2）脾肾气虚、水湿不化证

枸杞子茶：枸杞子 10g。沸水冲泡代茶饮。

（3）脾肾阳虚、水湿泛滥证

桂圆黄芪茶：桂圆 10g，黄芪 5g，枸杞子 10g，淫羊藿 6g，茯苓 20g。开水浸泡，代茶饮。

（4）阴阳两虚、水液内停证

桂圆枸杞茶：桂圆 10g，枸杞子 10g，黄芪 10g，当归 10g。水煎后，分次代茶饮。

（5）瘀血内阻、水液停滞证

冬青山楂茶：毛冬青 5g，山楂 6g。洗净，水煎代茶，分数次饮。

（6）气滞水停证

陈皮茯苓茶：陈皮 5g，茯苓 5g。洗净，水煎代茶饮。

（7）心肾阳虚、水湿内停证

红参枸杞茶：红参 5g，枸杞 10g。沸水冲泡代茶饮。

6. 灌肠疗法 糖尿病肾病者，可配合中药灌肠（生大黄 10~15g，牡蛎 30g，蒲公英 30g，槐花炭 15g，地榆炭 30g，浓煎 200ml，保留灌肠，每日 1 次），促进尿素氮的排泄。

7. 足浴熏洗

组成：黄芪 30g，当归 20g，细辛

10g，红花 10g，桂枝 20g，乳香 20g，没
药 20g，透骨草 30g，威灵仙 30g。

功效：化瘀通脉。

禁忌证：过敏体质、皮肤有破损者。

用法与用量：加水 2000ml 煎煮，待
水温降至 37～40℃，泡洗足部 30 分钟，
每日 1～2 次。

不良反应：烫伤、肢体肿胀、水疱、
皮肤瘙痒、头晕不适甚或晕厥。

六、可能引起糖尿病性
水肿的药物

1. 在糖尿病患者用药过程中，某些降
糖药物及降压药物可引起水钠潴留，导致
下肢浮肿。前者如胰岛素、噻唑烷二酮类
药物（如罗格列酮、吡咯列酮）；后者如
钙离子拮抗剂（如硝苯地平、氨氯地平
等）、β-受体阻滞剂等。其共同特点是水
肿发生在用药后，停药后不久消失，无需
特殊药物处理。需注意的是若存在血管性
水肿，避免使用降糖药中的利格列汀。

2. 部分糖尿病患者因合并其他疾病而口服某些药物，亦可导致水肿出现，如非甾体抗炎药（如吲哚美辛、保泰松等）、皮质激素类（如氢化可的松、可的松等）、性激素、口服避孕药等。

3. 中药方面，亦有可引起水肿的药物，如甘草、人参，具有肾上腺皮质激素样作用，促使肾排尿排钠减少，导致钠水潴留而发水肿。

故应注意询问服药史，排查药物性影响因素，一旦明确诊断，应首先停药，避免诱发心力衰竭，对于轻度水肿多在停药后自行消退，但长期应用各类激素所致水肿，不宜立即停药，应逐渐减量，以免引起原发病反跳

附：可能导致水肿的药物

药物	作用机制	临床特点
甘草、人参	肾上腺皮质激素样作用，促使肾排尿排钠减少，导致钠水潴留	全身性轻度水肿

续表

药物	作用机制	临床特点
胰岛素	促进肾小管重吸收钠导致水钠潴留，及胰岛素诱发的微循环中血流动力学改变可致水肿	常见于面部和双下肢水肿，重者可波及全身，多为一过性、自限性
噻唑烷二酮类（罗格列酮、吡咯列酮）	经肾集合管过氧化物酶体增殖物激活受体-γ依赖的钠通道，调节钠转运，减少尿钠分泌，诱发水钠潴留，而水钠潴留导致细胞外液容量增加，出现外周组织水肿	一般为轻至中度外周性水肿，多数伴体重增加
钙离子拮抗剂（硝苯地平、氨氯地平等）	扩张血管，致使组织毛细血管压力增高，从而加速血管内液体滤出、组织间液增加，导致外周水肿	水肿特点为早晨轻、午后重，常见于双踝部，少数可发生在面部或其他部位，使用利尿剂可减轻症状，但不能根治，一般停药后可逐渐消失

续表

药物	作用机制	临床特点
β-受体阻滞剂（普萘洛尔、倍他乐克等）	使心排出量、肾血流量、肾小球滤过率降低，肾素、醛固酮分泌增多，导致水钠潴留	多见轻度水肿
α-受体阻滞剂（哌唑嗪）	可引起体液潴留	多见轻度水肿
皮质激素（可的松、氢化可的松等）	盐皮质激素通过促进远端肾小管对钠离子（Na^+）的重吸收而致水肿。糖皮质激素有较弱的盐皮质激素样作用，还可通过促进蛋白质分解，降低血浆胶体渗透压而引发水肿	水肿常见于颜面及下肢，为轻度凹陷性浮肿，亦可表现为全身性水肿，多伴有向心性肥胖、多毛、痤疮等，一般停药后可消失
非甾体抗炎药（吲哚美辛、保泰松等）	主要是通过抑制环氧化酶活性，阻碍前列腺素合成，进而抑制前列腺素的扩张血管作用，以及促进近端肾小管对钠的重吸收而致水肿	水肿常见于四肢，轻者停药即可，重者可加用利尿剂

药物	作用机制	临床特点
避孕药	避孕药中的雌激素使肝合成血管紧张素原增加,肾素-血管紧张素-醛固酮活性增强,还可直接作用于肾,使肾小球滤过率降低、肾小管钠重吸收增加而引发水肿	可引发会阴水肿,下肢轻度凹陷性水肿,一般在使用一段时间后可自行消失
性激素	雌激素使肝合成血管紧张素原增加,肾素-血管紧张素-醛固酮活性增强,还可直接作用于肾,使肾小球滤过率降低、肾小管钠重吸收增加而引发水肿。雄激素可致水、钠、钙、磷潴留	可引发会阴水肿,下肢轻度凹陷性水肿,一般在使用一段时间后可自行消失

七、名家验方简列

祝谌予(北京协和医院)对糖尿病并发症的治疗经验实属难得,自拟降糖对药方:生黄芪、生地、丹参、玄参各30g,苍术、葛根各15g,水肿加车前草、墨旱莲等；肾病蛋白尿重用生黄芪，加山药、益母草、白茅根、白花蛇舌草。

程益春（山东中医药大学附属医院）治疗糖尿病肾病水肿自拟"糖肾康"，药物组成：生黄芪、枸杞子、山茱萸、肉桂、山药、红花、牡丹皮、茯苓、泽泻、猪苓、桃仁、生地黄、熟地黄、马齿苋、路路通。

远方（辽宁中医药大学）以"扶正祛瘀"为基本治疗大法，自拟"强肾合剂"，药物组成：人参、白术、党参、巴戟天、补骨脂、熟地黄、山茱萸、泽泻、川芎、丹参、山药、茯苓、当归、牡丹皮等。

南征（第三、第四批全国老中医药专家学术经验继承工作指导老师）自拟"地黄生姜煎丸加减"，主要用于治疗糖尿病肾病气阴两虚兼瘀毒型，具体药物：黄芪 50g，党参 10g，山茱萸 15g，山药 15g，生地 10g，知母 10g，车前子 10g，茯苓 15g，泽泻 5g，土茯苓 100g，白茅根 50g，地榆 30g，陈皮 15g，连翘 10g，蝉

蜕 15g，白僵蚕 15g，益母草 10g，牡蛎
50g。尿少水肿者加车前子，夜尿频多者
加芡实、金樱子。同时自拟"南氏糖尿
病肾病方"，主要治疗糖尿病肾病之心肾
阳虚证，具体药物：人参 5g，黄芪 50g，
五味子 30g，麦冬 15g，桂枝 10g，茯苓
15g，泽泻 5g，车前子 10g，益母草 15g，
丹参 15g，土茯苓 100g，白茅根 50g，仙
鹤草 30g，蝉蜕 15g，僵蚕 15g，连翘 10g。

徐富业（第三批全国老中医药专家
学术经验继承工作指导老师）自拟"降
糖康肾汤"治疗糖尿病肾病，具体药物：
黄芪 30g，当归 10g，茯苓 15g，山药 20g，
苍术 15g，白术 10g，生地 10g，熟地 10g，
山茱萸 10g，枸杞子 10g，金樱子 25g，芡
实 30g，丹参 15g，女贞子 10g，墨旱莲
15g，益母草 15g，制大黄 10g。

八、按 语

1. 糖尿病性水肿是糖尿病病程中，

以水肿这一临床症状为突出表现的一种病
症。但水肿原因较为复杂，且不同原因的
水肿可交替、重叠，甚至互为因果。目
前，现代医学常见的原因有糖尿病性肾
病、糖尿病性心脏病、糖尿病性神经病
变、糖尿病性血管病变、营养不良、药物
因素等。在临床上常两种以上原因并存，
且互为因果，故需注意询问病史、症状、
服药史，认真观察其体征特点，完善相关
检查，以进一步鉴别其水肿的具体原因，
并排除其他病变如肝病、结缔组织病、血
清病等所致的水肿。

治疗方面：在现代医学治疗中为综合
性的治疗，如纠正高血糖、高血凝、高渗
透压状态，水肿甚者多使用利尿剂，但疗
效不能持久，水肿反复发作。中医方面，
在治疗中可标本兼顾，根据患者的具体情
况辨证论治，因人制宜，往往可配合针灸、
灌肠、耳针、足浴、按摩等其他特色疗法，
提高疗效。但治疗水肿一证时，不能只求
速效而滥用攻逐之品，忌见水治水，而过

用利水诸法，有标实本虚者应注意标本兼顾，使其祛邪不伤正，扶正不留邪。

饮食方面：糖尿病肾病者，应注意优质低蛋白、富含维生素饮食，植物蛋白如豆类食品应限制摄入；水肿和高血压患者应限制钠盐的摄入；营养不良者应避免严格限制饮食，适当营养补充。

2. 古往今来，中医对水肿的论述颇多，诸多医家于糖尿病性水肿临证治疗各抒己见，但多认为与虚、湿、瘀有关，虚又有气血阴阳之不同，瘀又有络滞、络瘀、络闭的轻重，治疗上多以补虚、活血、祛湿利水为法。近年来，随着对血瘀证的深入研究，许多临床医家都十分重视瘀血和水肿的关系，并采用活血化瘀法治疗水肿，收到了较好的效果。

瘀血和水肿的关系，早在古籍中就不乏涉及。如《灵枢·血络论》载："新饮而渗液于络，而未合和于血也，故血出而汁别焉；其不新饮者，身中有水，久则为肿。"《金匮要略》也有"血不利则为水，名曰血分"之谓；认为水湿与瘀血相混，阻于络脉，隧道不通，水湿失于正常运行，停于体内而成水肿。近代医家亦多有阐述，叶传惠认为，水积之处，必是气滞之所；气结之地，必是血瘀之乡，故可因水肿而引起血行不畅，此即所谓水病及血。王冠华认为糖尿病性水肿整个过程中血瘀水邪是贯穿始终的病邪。邵启慧认为"血不利则为水"，体内瘀血证的存在加重了水液代谢的障碍。

在治疗上叶任高通常在肾性水肿各阶段中加入活血化瘀通络药，如丹参、桃花、川芎、当归尾、赤芍、益母草、全蝎、地龙等。吴颂康等认为治水肿当活血化瘀、行气消滞，常用方为复元活血汤。他在临床治瘀血停滞、隧道不通引起的肿胀，拟有活血消水汤，方用仙人对坐草、白毛藤、丹参、车前子、桃仁、红花、白茅根等。气血相混，加枳壳、槟榔，行气导滞；小便短少，加将军干粉吞服，通利小便；瘀血明显，加失笑散、䗪虫等，活血行瘀；腑气不通，加大黄、元明粉，通利腑气。邵启慧治疗本病宗补肾活血、利水排浊，以济生肾气丸加丹参、卫矛为基础方，如肾功能减退加黑大豆、生大黄；怕冷腰酸加杜仲、仙茅、牛膝；水肿甚者加大腹皮、猪苓、二丑等；尿中有蛋白者重用黄芪、山药；恶心呕吐者加竹茹、制半夏。

在治疗糖尿病性水肿时应注意兼顾活血化瘀通络，可选用泽兰、地龙、桃仁、红花、益母草、丹参、当归、赤芍、全蝎、地龙等药物。但活血祛瘀行水毕竟是治标之法，临证时当根据患者的不同见证，分别佐以滋阴、清热、利湿、健脾、温阳、益肾诸法以从本求治。

（执笔人：周艺）

参 考 文 献

1. 郎江明. 糖尿病水肿的原因和治疗 [J]. 新医学，2002，26（3）：121-122.

2. 邝贺龄，胡品津. 内科疾病鉴别诊断学 [M]. 北京：人民卫生出版社，2006.

3. 国家中医药管理局医政司. 22 个专业 95 个病种中医诊疗方案 ［M］. 北京：国家中医药管理局，2011.

4. 方咏红. 糖尿病水肿的中医药治疗 ［J］. 医疗·保健·器具，1998（5）：41.

5. 袁凤贤，吴可光. 药物性水肿 ［J］. 辽宁医学杂志，2000，14（5）：229-231.

6. 郑萍，许军，晏媛，等. 引起药物性水肿的常见药物及其发生机制 ［J］. 中国药房，2007，18（4）：309-310.

7. 南征，高彦彬，钱秋海. 糖尿病中西医综合治疗 ［M］. 北京：人民卫生出版社，2004.

8. 高彦彬. 古今糖尿病医论医案选 ［M］. 北京：人民军医出版社，2005.

9. 史宇广，单书健. 当代名医临证精华·肾炎尿毒症专辑 ［M］. 北京：中医古籍出版社，1997.

尿 频

一、糖尿病性尿频的定义

尿频是糖尿病常见的症状之一。正常人白天排尿 4～6 次，夜间 0～2 次，次数明显增多称尿频。尿频常与多尿并见。

二、现代医学对糖尿病性尿频发病机制的认识

1. **血糖控制不良**　血糖浓度升高，肾小球滤出而不能完全被肾小管重吸收，以致形成渗透性利尿，出现多尿、尿频。

2. **泌尿系感染**　由于存在代谢紊乱及免疫功能改变，糖尿病患者易合并泌尿

系感染，从而导致尿频。

3. 糖尿病神经源性膀胱 糖尿病患者由于糖代谢紊乱，使神经内膜的血管阻力增加，造成缺血缺氧，引起神经细胞、神经轴突变性、神经纤维脱髓鞘改变。膀胱壁内神经元密度变稀，轴突有退行性病变及神经碎片，膀胱的传入及传出纤维传导冲动障碍，导致膀胱尿道功能失调，引起尿频。

另外，饮食、季节、精神及其他并发症等因素皆可导致糖尿病患者出现尿频。糖尿病性尿频需和尿崩症、前列腺肥大、精神神经性尿频等鉴别。

三、中医对糖尿病性
尿频的认识

人体内的津液生成输布与肺、脾、肾三脏息息相关。《素问·经脉别论》曰："饮入于胃，游溢精气，上输于脾。脾气散精，上归于肺，通调水道，下输膀胱。

水精四布,五经并行。"阴津亏损,燥热偏盛是消渴病的主要病机,以阴虚为本,燥热为标,病位涉及肺、脾、肾三脏。肺脏燥热,损伤肺津,肺失通调,津液失布,水液下注;脾肾气虚,运化失常,开阖失司,水道不得通调;肾阴不足,下焦虚弱,固摄失权,精微外泄;消渴日久,阴伤气耗,阴损及阳,阴阳俱虚,肾失固摄,故而小便频数。消渴患者或由饮食失节,湿热内生,或湿热秽浊之邪外侵,下注膀胱,膀胱气化不利,无以分清别浊,而致尿频。

四、糖尿病性尿频的中医辨证分型治疗

1. 膀胱湿热证

症见:小便频数,尿急、尿痛,尿道灼热,小便短黄,口渴,小腹胀满,大便秘结,或见发热恶寒,舌质红,苔黄腻,脉滑数。

治法：清利湿热。

代表方：八正散（《太平惠民和剂局方》）加减。

主要药物：木通 6g，车前子 15g，萹蓄 15g，瞿麦 15g，山栀子 10g，大黄 10g，滑石 18g，生甘草 3g。

加减：伴寒热，口苦，恶心呕吐者，可合用小柴胡汤以和解少阳；湿热伤阴者，去大黄，加生地 15g、知母 10g 以养阴清热。

中成药：肾舒颗粒，每次 1 包，每日 3 次，口服。

诊治要点：本证为湿热之邪上犯膀胱，故治疗以清热利湿为主，使秽浊之邪从小便而去。

2. 肺热津伤证

症见：尿频量多，口渴多饮，口干舌燥，烦热汗多，舌边尖红，苔薄黄，脉洪数。

治法：清热润肺，生津止渴。

代表方：消渴方（《丹溪心法》）

加减。

主要药物：天花粉 15g，葛根 15g，麦冬 15g，生地 15g，藕汁 15g，黄连 6g，黄芩 10g，知母 10g。

加减：小便频数，烦渴不止，而脉数乏力者，可选用玉泉丸，方中以党参 15g、黄芪 15g、茯苓 15g 益气，天花粉 15g、葛根 15g、麦冬 15g、乌梅 15g、甘草 3g 等生津止渴。

中成药：玉泉丸，每次 6g，每日 3 次，口服。

诊治要点：主要见于尿频兼"上消"症状突出者，为肺热津伤，治疗以清热养阴生津为主，燥热清则津液得以正常敷布。

3. 脾肾气虚证

症见：小便频数，滴沥不尽，时作时止，遇劳即发，腰膝酸软，神疲乏力，口渴，纳差，畏寒，舌质淡苔白，脉沉细。

治法：健脾益肾。

代表方：无比山药丸（《太平惠民和剂局方》）加减。

主要药物：怀山药 15g，茯苓 15g，熟地 15g，山萸肉 15g，菟丝子 15g，巴戟天 15g，杜仲 15g，牛膝 15g，肉苁蓉 15g，五味子 6g，黄芪 15g，白术 10g。

加减：若气短明显，加党参 15g，健脾益气；食少腹胀，加砂仁 6g、鸡内金 10g，健脾助运；口渴明显，加葛根 15g，生津止渴。

中成药：无比山药丸，每次 9g，每日 2 次，口服；补中益气丸，每次 1 丸，每日 2~3 次，口服。

诊治要点：糖尿病日久伤正，由肾及脾，而致脾肾两虚，在治疗上应健脾补肾双管齐下。

4. 肾阴亏虚证

症见：尿频量多，混浊如脂膏，或尿甜，腰膝酸软，头晕耳鸣，疲乏无力，口渴，口干唇燥，皮肤干燥，舌红苔少，脉细数。

治法：滋阴固肾。

代表方：六味地黄丸（《小儿药证直诀》）加减。

主要药物：熟地 15g，山萸肉 10g，怀山药 15g，枸杞 15g，丹皮 10g，茯苓 15g，泽泻 10g。

加减：阴虚火旺而烦躁、五心烦热、盗汗、失眠者，可加知母 10g、黄柏 10g，以滋阴降火；尿量多而混浊者，加益智仁 15g、桑螵蛸 15g 等，益肾缩尿；气阴两虚而伴气短乏力、困倦、舌质淡红者，可加党参 15g、黄芪 15g。

中成药：六味地黄丸，每次 8 丸，每日 3 次，口服。

诊治要点：本证为真水不足之证，肾失固摄，治宜滋肾，阴气渐充，精血渐复，则症可愈。

5. 阴阳两虚证

症见：小便频数，混浊如膏，甚至饮一溲一，面容憔悴，耳轮干枯，腰膝酸软，四肢欠温，阳痿，舌淡苔白，脉沉细无力。

治法：滋阴温阳，补肾固涩。

代表方：金匮肾气丸（《金匮要略》）加减。

主要药物：熟地 15g，山萸肉 10g，怀山药 15g，丹皮 10g，茯苓 15g，泽泻 10g，肉桂 3g（后下），熟附片 10g（先煎）。

加减：尿量多、混浊者，加益智仁 15g、覆盆子 15g、桑螵蛸 15g、金樱子 15g，益肾固摄；身体困倦、气短乏力者，加党参 15g、黄芪 15g、黄精 15g，益气扶正；阳痿，加巴戟天 15g、淫羊藿 15g、肉苁蓉 15g，补肾温阳。

中成药：金匮肾气丸，每次 20～50 粒，每日 2 次，口服；或缩泉丸，每次 3～6g，每日 3 次，口服。

诊治要点：主要见于糖尿病后期，阴损及阳，肾阳衰微，失于固摄。本方滋阴助阳，肾阳复则开阖有权。

附：糖尿病性尿频辨证论治一览表

证型	辨证要点	方药
膀胱湿热	小便频数，尿急尿痛，尿道灼热，小便短黄，舌质红，苔黄腻，脉滑数	八正散加减（木通 6g，车前子 15g，萹蓄 15g，瞿麦 15g，山栀子 10g，大黄 10g，滑石 18g，生甘草 3g）
肺热津伤	尿频量多，口渴多饮，舌边尖红，苔薄黄，脉洪数	消渴方加减（天花粉 15g，葛根 15g，麦冬 15g，生地 15g，藕汁 15g，黄连 6g，黄芩 10g，知母 10g）
脾肾气虚	小便频数，滴沥不尽，腰膝酸软，神疲乏力，舌质淡苔白，脉沉细	无比山药丸加减（怀山药 15g，茯苓 15g，熟地 15g，山萸肉 15g，菟丝子 15g，巴戟天 15g，杜仲 15g，牛膝 15g，肉苁蓉 15g，五味子 6g，黄芪 15g，白术 10g）
肾阴亏虚	尿频量多，腰膝酸软，头晕耳鸣，舌红苔少，脉细数	六味地黄丸加减（熟地 15g，山萸肉 10g，怀山药 15g，枸杞 15g，丹皮 10g，茯苓 15g，泽泻 10g）
阴阳两虚	小便频数，混浊如膏，耳轮干枯，腰膝酸软，四肢欠温，舌淡苔白，脉沉细无力	金匮肾气丸加减［熟地 15g，山萸肉 10g，怀山药 15g，丹皮 10g，茯苓 15g，泽泻 10g，肉桂 3g（后下），熟附片 10g（先煎）］

五、糖尿病性尿频的
其他中医疗法

1. 针灸
主穴：关元、气海、三阴交、足三里。

配穴：合谷、内关、肺俞、肾俞。

手法：补泻交替，留针30分钟，隔姜灸气海、关元。

具体可根据辨证进行施治，如脾肾气虚型可选脾俞、肾俞等，阴阳两虚型可选命门、肾俞等。

2. 推拿
选用摩法、按法、揉法，取穴中极、关元、气海，医者先以顺时针方向按摩小腹5分钟，再揉按气海、关元，每次治疗中穴位反复2~3次为宜，10天为1个疗程。此手法对神经源性膀胱所致尿频效果较佳。

3. 耳针
取胰、内分泌、肾、三焦、神门、心、肝、肺等，每次选3~4穴，

用王不留行贴压；或毫针轻刺激，留针
30 分钟。

4. **手法治疗** 按摩耻骨联合上方，
每 3 ~ 4 小时按摩 1 次。此法患者可自行
操作。

5. **药针结合治疗** 可用五苓散配合
针灸治疗，具体药用猪苓、泽泻、白术、
桂枝、茯苓，再根据临床辨证加减，配合
关元、三阴交、气海等穴；每日 1 次，留
针 30 分钟，加艾条灸。此法不仅仅可治
疗尿路感染，也可治疗神经源性膀胱。

6. **食疗药膳**

（1）山药粥（各型通用）：山药 30g，
粳米 50g，共置于容器内煮熟，每日 1 次
食用。

（2）**膀胱湿热型**

1）小豆粥：赤小豆 30g 加水煮熟后，
再入白米 30g 作粥，分次食用。

2）冬瓜 50g，煮汤 3 碗，分次服用。

（3）**肺热津伤型**

1）葛根粥：葛根 15g，粳米 100g，

加水600ml。武火烧沸后改文火煮30分钟后即可食用。

2）天花粉生地汤：天花粉15g，生地15g，加水300ml，烧沸后分次饮。

（4）脾肾气虚型

1）黄芪炖瘦肉：黄芪15g，瘦肉100g，共置于容器内煎煮，每日1次，连续吃1周。

2）芡实山药粥：芡实30g，山药30g，糯米100g，加水适量煮粥，酌量服食。

3）猪肚粥：猪肚1个，山药30g，黑米50g，煮食，适用于脾虚型患者。

4）山萸肉粥：山萸肉15g，枸杞15g，粳米50g。将山萸肉、枸杞择净，与粳米同入砂锅煮粥，粥将成时即可，1日内分2次食用。

（5）肾阴亏虚型

1）山药知母汤：生山药粉30g，天花粉15g，知母10g。先将知母10g加水500ml，煎汁300ml，去渣，再将山药粉、天花粉冷水调糊，趁药液滚沸时倒入搅拌为羹。每次服 100ml，每日 3 次。

2）枸杞炖兔肉汤：枸杞 15g，兔肉 250g，加盐适量。枸杞子、兔肉加水炖熟，后加盐调味。喝汤吃肉，每 2 天吃 1 次。

3）山药枸杞粥：山药、枸杞各 10g，大米 50g。加水适量，煮粥。每周 3 次。

7. 代茶饮

（1）麦冬茶（适用于肺热津伤型）：麦冬 10g，加水 100ml 烧沸，代茶分次饮。

（2）人参茶（适用于肺热津伤型）：取人参 10g，煎汤代茶，每日数次饮用。

（3）白玉茶（适用于脾肾气虚型）：白术、玉竹、当归、百合各 5g，沸水冲泡代茶饮用。

（4）菟丝子茶（适用于阴阳两虚型）：菟丝子 5g，碾碎布包，沸水冲泡代茶饮。

（5）人参五味茶（适用于阴阳两虚型）：人参 5g，五味子 5g，麦冬 5g。研细末沸水冲泡代茶饮。

（6）山药饮（通用）：山药 30g，水煎代茶饮。

（7）玉米须饮（通用）：玉米须 30g，水浓煎代茶饮。

六、名家经验撷菁

1. 吕仁和在诊治糖尿病合并泌尿系统感染上有独到的经验，认为糖尿病患者的尿路感染特点是易染不易清，导致患者心情抑郁，血脉不通，直接影响冲、任、督、带和脾、肾、肝、胆与膀胱经络的通畅，所以临床以经络阻滞、气滞血瘀的证候多见，故通经活络、行气活血为本病常用先行之法。常选用狗脊、川续断、牛膝、杜仲等药疏通冲、任、督、带、肾与膀胱等经脉以通经活络；柴胡、赤芍、白芍、枳壳、枳实、炙甘草、香附、乌药、栀子、牡丹皮、丹参疏肝利胆，行气活血；据临床辨证加减，如兼有尿痛、尿热者，加鱼腥草、连翘、白头翁、石韦、瞿麦、萹蓄；尿频不畅者，加荔枝核、橘核等。不论哪一种证候均可加入生地黄、连翘、泽兰。

2. 中国中医科学院林兰认为，糖尿病神经源性膀胱属于中医学淋证、癃闭范畴，根据主要病机知犯何逆，随症治之，临床辨证论治宜确立主要累及脏腑，抓关键病位，灵活辨证论治。林兰根据中医学淋证、癃闭的辨证论治，结合自身多年的临床经验，将本病辨证论治如下：气淋，治宜补中益气、化气通淋，方选补中益气汤加减；劳淋，治宜养阴补肾、清热通淋，方选知柏地黄丸加减；阴虚癃闭，治宜滋肾通关，方选滋肾通关丸加减；阳虚癃闭，治宜温补肾阳、通利膀胱，方选济生肾气丸加减。

七、按 语

1. 单位时间内排尿次数增多，即可

诊断为尿频。

2. 糖尿病患者出现尿频，则要全面询问尿频的症状和严重程度，判定尿频为糖尿病性尿频或是由其他伴发疾病引起，从而指导治疗。如：尿频伴有尿量增多，无尿急、尿痛，提示血糖高引起的渗透性利尿；尿频、尿急、尿痛，提示尿路感染；尿频、尿急、急迫性尿失禁，或者排尿困难、尿潴留、充盈性尿失禁，则提示神经源性膀胱；尿频、尿不尽感、尿线变细，提示有前列腺增生；尿频、尿急、尿痛伴有尿流突然中断，提示膀胱或后尿道结石。

3. 如果通过临床症状无法明确患者尿频病因，可行尿常规、尿细菌学、尿糖、尿渗透压、尿流动力学、泌尿系彩超等检查以协助诊断。

4. 临床上，如果由于血糖升高，导致尿频量多，通过控制血糖，尿频症状则可缓解；糖尿病尿路感染所致尿频，可配合使用抗生素；神经源性膀胱引起逼尿肌

亢进所致尿频，可配合针灸按摩治疗。总
而言之，治疗糖尿病性尿频需逐本溯源，
标本兼治，中西结合，针灸按摩并施，可
取得满意疗效。

（执笔人：罗宏）

参 考 文 献

1. 蔡永敏，杨辰华，王振涛. 糖尿病临床诊疗学
   ［M］. 上海：第二军医大学出版社，2006：
   295-299.

2. 王永炎，戴锡猛，王键. 中医内科学［M］. 北京：
   中国中医药出版社，2009：299-305，362-367.

3. 王越. 吕仁和用"六对论治"诊治糖尿病及其并发
   症的经验［J］. 中国医药学报，1998，13（4）：
   46-49.

4. 倪青. 著名中医学家林兰教授学术经验之十三：尿
   频急痛皆属淋　肾虚湿热是主因——治疗糖尿病神
   经源性膀胱的经验［J］. 辽宁中医杂志，2001，28
   （9）：515-516.

蛋 白 尿

一、糖尿病性蛋白尿的定义

有糖尿病病史，尿白蛋白排泄率（UAER）>20μg/min 或尿白蛋白>30mg/24h 或尿蛋白/肌酐（ACR）>30mg/mmol，尿蛋白定性为阴性或者定量<0.5g/L，临床3个月内连测3次，其中>2次为阳性，并排除其他肾脏疾病，即可诊断蛋白尿。蛋白尿是糖尿病肾病的主要临床表现，也是糖尿病肾病进展的独立危险因素。

如出现以下情况，应考虑合并其他慢性肾脏疾病的可能：①无糖尿病性视网膜病变；②肾小球滤过率短期内急剧下降；③短期内蛋白尿明显增加，或表现为肾病综合征；④顽固性高血压；⑤尿沉渣镜检可见红细胞（畸形红细胞、多形性红细

胞管型）；⑥存在其他系统的症状和
体征。

二、现代医学对糖尿病性蛋白尿
发病机制的认识

糖尿病性蛋白尿发生机制尚未完全明
确，可能是肾血流动力学异常、肾小球滤
过屏障受损、肾小管重吸收异常及多种生
长因子等多个因素综合所致的结果。

1. **肾小球血流动力学异常**　目前认
为，肾小球血流动力学异常是糖尿病患者
蛋白尿发生的始动因素。糖代谢紊乱可引
起一系列血管活性因子反应性增强，如血
管紧张素Ⅱ、血管紧张素转化酶、前列腺
素、内皮素、心钠素和血栓素等，这些因
素均可使肾小球入球小动脉扩张，而出球
小动脉扩张不明显，从而导致肾小球内高
滤过，促使血浆蛋白滤过增加。

2. **肾小球滤过膜结构及功能改变**　肾
小球滤过膜结构及功能发生改变是形成蛋

白尿的主要原因。肾小球滤过膜从内到外分别为内皮细胞、基底膜和足细胞。①内皮细胞与血液循环直接接触，受肾小球内高灌注、高滤过和高压力及血液成分变化的影响。King 等认为高血糖可促进内皮细胞死亡，抑制其增殖。因此，糖尿病患者长期血糖升高，使肾小球内皮细胞发生坏死或凋亡，导致肾小球内皮细胞数目减少及完整性受损，损伤机械屏障从而引发蛋白尿。②正常情况下，肾小球基底膜（GBM）合成、降解处于动态平衡。高糖状态激活肾局部肾素，导致 GBM 增厚、通透性增加，血清白蛋白漏出。③肾小球足细胞是滤过屏障的最后一道关卡。高糖可导致足细胞脱落，当超过其代偿能力，则足细胞数目和密度减少，肾小球滤过膜的完整性遭到破坏，大量蛋白从滤过膜滤出形成蛋白尿。

3. 肾小管重吸收异常　生理状态下，超滤的蛋白绝大部分经肾小管重吸收，只有少数蛋白存在于尿中。而高糖状态不仅抑制肾小管上皮细胞的增殖，还能诱导其转化为肌成纤维细胞，导致尿蛋白增加，肾纤维化。

4. 其他

（1）血管内皮生长因子（VEGF）：具有调节血管生成及内皮细胞通透性的作用。高血糖可通过多种因素刺激 VEGF 表达上调导致血管内皮细胞通透性增加，蛋白漏出。

（2）晚期糖基化终末产物（AGEs）：高血糖状态时，体内 AGEs 合成增加，AGEs 可与循环蛋白交联，使清蛋白更易通过滤过膜，导致微量清蛋白尿。

三、中医对糖尿病性蛋白尿的认识

传统中医典籍没有"蛋白尿"的相关记载，"渴而便数有膏，为下消（经谓肾消）"（《证治准绳》），可能是对蛋白尿最早的描述。中医认为蛋白属人体精微物

质，从尿而泄属于"精气下泄"。消渴病
伴发的蛋白尿与现代医学糖尿病肾病相呼
应，是在消渴病久的基础上发展而来，临
床常见多饮、多食、多尿，体重减轻，尿
中有泡沫或尿带甜味，可有疲乏无力、视
物模糊、水肿、腰痛等症状，多归属于水
肿、尿浊、腰痛等病的范畴。

消渴病久，耗伤五脏，内热熏蒸，耗
伤精气，致气阴亏虚，瘀浊内生；病机特
点是本虚标实，虚实夹杂，以脾肾亏虚为
本，痰瘀内阻为标。肾为先天之本、封藏
之本，受五脏之精而藏之，消渴日久，损
及肾阴肾阳，开阖固摄失权，精气下泄，
出现蛋白尿；脾为后天之本，水谷精微化
生之源，若脾气亏虚，清气不升反降，精
微下泄则出现蛋白尿，即《黄帝内经》
所云"中气不足，溲便为之变"，故脾肾
气血阴阳亏虚是产生蛋白尿的根本原因。
久病入络，络脉不通而成瘀；气滞而血停
成瘀，瘀阻肾络，精气壅而外溢形成蛋
白尿。

四、糖尿病性蛋白尿的中医
辨证分型治疗

1. 肾元亏虚证

症见：尿中泡沫增多，面部及四肢水肿，腰膝酸痛，小便清长或短少，舌淡苔白，脉沉细无力。

治法：培补肾元。

代表方：金匮肾气丸（《金匮要略》）加减。

主要药物：附片 10g（先煎），肉桂 3g，生地 20g，山茱萸 10g，茯苓 10g，山药 20g，牡丹皮 10g，泽泻 10g，黄芪 30g，苍术 10g，怀牛膝 10g。

中成药：金匮肾气丸，每次 1 丸，每日 2 次；六味地黄丸，每次 6g，每日 2 次。

诊治要点：蛋白尿患者多伴水肿，若水肿较甚，血糖增高，且阴虚倾向加重则温燥利水药应中病即止，以免伤精耗液，治疗兼顾补肾润肺养胃。

2. 脾肾两虚、气血不足证

症见：尿中有泡沫，口渴，形体消瘦，精神倦怠，肢软乏力，眼睑微肿，畏寒、四肢发凉，面色苍白，心悸失眠，舌淡红，苔薄白，脉沉细。

治法：补脾益肾，益气养血。

代表方：益气固本汤加减。

主要药物：黄芪 30g，苍术 10g，生地 20g，熟地 20g，山药 20g，茯苓 10g，生牡蛎 15g，制何首乌 10g，黄精 10g，麦冬 10g，葛根 10g。

中成药：百令胶囊，每次 10 粒，每日 3 次；金水宝胶囊，每次 3 粒，每日 3 次。

诊治要点：脾肾失调是蛋白尿产生的根本机制，待血糖正常，可适当选用归脾汤加仙茅、仙灵脾等脾肾双补。

3. 脾肾两虚、湿停瘀阻证

症见：多量或大量泡沫尿，甚至有水肿，乏力、头昏、眼花，腰膝酸软，舌边尖红或有瘀点，苔薄或黄腻，脉细。

辨证要点：乏力、头昏，腰膝酸软，

水肿，舌尖红有瘀点，苔薄或黄腻，脉细。

治法：补脾益肾，化瘀利湿。

代表方：实脾饮（《济生方》）合知柏地黄汤（《医宗金鉴》）合桃红四物汤（《医宗金鉴》）加减。

主要药物：茯苓 10g，泽泻 10g，丹皮 10g，大腹皮 15g，知母 10g，黄柏 10g，怀山药 20g，丹参 10g，桃仁 10g，红花 10g，苍术 10g，石韦 10g。

中成药：复方丹参滴丸，每次 10 丸，每日 3 次；灯盏生麦胶囊，每次 2 粒，每日 3 次。

诊治要点：风邪、湿热（毒）邪、瘀血等因素在蛋白尿的发生及病情加重的过程中有重要影响。糖尿病肾病常合并泌尿生殖系感染，应予以重视，谨防上行感染对肾脏造成损害。

4. 肾阳衰败、浊毒壅甚证

症见：尿频泡沫多，面色苍白，气短懒言，倦怠乏力，或下肢水肿，舌淡、边有齿印，苔黄腻或灰腻，脉濡或滑。

辨证要点：尿频，面色苍白，气短懒言，下肢水肿，舌淡苔黄腻或灰腻，脉濡或滑。

治法：补肾泄浊，降逆排毒。

代表方：真武汤（《伤寒论》）合黄连温胆汤（《六因条辨》）加减。

主要药物：熟附片10g（先煎），白术10g，茯苓10g，陈皮10g，竹茹10g，半夏6g，制大黄10g，丹参10g，益母草10g，泽泻10g，黄连3g。

诊治要点：此期大量蛋白尿持续存在，肾功能急剧恶化，易进展为终末期肾衰竭，此时治以补肾泄浊、降逆排毒为主。

附：糖尿病性蛋白尿的辨证论治一览表

证型	辨证要点	方药
肾元亏虚	面部及四肢水肿，腰膝酸痛，舌淡苔白，脉沉细无力	金匮肾气丸加减［附片10g（先煎），肉桂3g，生地20g，山茱萸10g，茯苓10g，山药20g，牡丹皮10g，泽泻10g，黄芪30g，苍术10g，怀牛膝10g］

续表

证型	辨证要点	方药
脾肾两虚气血不足	精神倦怠，形体消瘦，肢软乏力，面色苍白，眼睑微肿，舌淡红，苔薄白，脉沉细	益气固本汤加减（黄芪30g，苍术10g，生地20g，熟地20g，山药20g，茯苓10g，生牡蛎15g，制何首乌10g，黄精10g，麦冬10g，葛根10g）
脾肾两虚湿停瘀阻	乏力、头昏，腰膝酸软，水肿，舌边尖红或有瘀点，苔薄或黄腻，脉细	实脾饮合知柏地黄汤合桃红四物汤加减（茯苓10g，泽泻10g，丹皮10g，大腹皮15g，知母10g，黄柏10g，怀山药20g，丹参10g，桃仁10g，红花10g，苍术10g，石韦10g）
肾阳衰败浊毒壅甚	尿频，面色苍白，气短懒言，下肢水肿，舌淡，苔黄腻或灰腻，脉濡或滑	真武汤合黄连温胆汤加减［熟附片10g（先煎），白术10g，茯苓10g，陈皮10g，竹茹10g，半夏6g，制大黄10g，丹参10g，益母草10g，泽泻10g，黄连3g］

五、糖尿病性蛋白尿的
其他中医疗法

1. **推拿** 每日临睡前，坐于床边垂足解衣，闭气，舌抵上腭，目视头顶，两手摩擦双肾俞穴（第 2 腰椎棘突旁开 1.5 寸处），每次 10～15 分钟。每日散步时，双手握空拳，边走边击打双肾俞穴，每次击打 30～50 次。

2. **药膳**

（1）黄芪汤

材料：生黄芪 30～60g，陈皮 10g，瘦肉 20g。

先将黄芪煎汤去渣，然后加入瘦肉煮汤，后加入陈皮即可。

本方能改善肾功能，消除蛋白尿，增强体质。

（2）芡实白果汤

材料：芡实 30g，白果 10 个，瘦肉 20g。

将白果去壳，与芡实、瘦肉共入锅中加水煮成汤。

本方适用于肾病属脾虚湿盛，小便淋浊，尿中大量蛋白排出者，可长期食用。

（3）黑豆炖猪肉

材料：黑豆50g，瘦肉100g。

先将猪肉置于水中煮开，再下黑豆共炖，熟后加适量调味品，食肉饮汤。

本方有补肾、利尿、健脾等作用。

（4）鲫鱼灯心汤

材料：鲫鱼1条（去鳞及内脏），灯心草6g。

上料同煮。去灯心草，吃鱼喝汤。

本方具有利水和补充蛋白的作用。

3. 代茶饮

（1）葛根粉：6～9g，用温开水冲服，每日1～2次。

（2）生黄芪：30～60g，水浓煎代茶饮。

（3）枸杞子：5g，沸水冲泡代茶饮。

4. 药浴疗法 药浴方，可用升散透达之剂，如荆芥 15g、防风 10g、麻黄 10g、桂枝 10g、地肤子 10g 等，有利于排泄浊毒。

六、按 语

目前，在降低蛋白尿方面首先推荐基础治疗，即在优质低蛋白饮食的基础上控制血糖、血压、血脂等代谢指标。当处于微量白蛋白尿期，蛋白摄入约 $0.8 \sim 1.0$g/$(kg \cdot d)$；显性蛋白尿者及肾功能损害者蛋白摄入应控制在 $0.6 \sim 0.8$g/$(kg \cdot d)$；但大量蛋白尿（>3g/d）患者，则要适度增加蛋白的摄入量，应控制在 $1.0 \sim 1.5$g/$(kg \cdot d)$ 或以上，以免发生营养不良，加速肾损害进展。

1. **控制血糖** 空腹血糖（FBG）$<$ 6.1mmol/L，餐后 2 小时血糖（2hPG）$<$ 8.0mmol/L，糖化血红蛋白（HbA1c）$<$ 7.0%，年老、一般情况差者可适当放宽标准。建议使用胰岛素降糖治疗，从小剂

量用起，防止低血糖。

2. **控制血压** 建议使用血管紧张素转化酶抑制剂（ACEI）、血管紧张素Ⅱ受体拮抗剂（ARB）。研究显示，此类降压药可降低尿蛋白，保护肾功能。

3. **控制血脂** 建议低密度脂蛋白胆固醇（LDL-C）< 2.6mmol/L，可予低脂饮食，适当运动，必要时配合他汀类药物调脂治疗。尽可能选用花生油、大豆油、葵花籽油及橄榄油等富含不饱和脂肪酸的植物油，但每日植物油的摄入也应控制在50g以下。避免进食胆固醇及饱和脂肪酸含量高的食物，如硬果类（花生、瓜子、核桃、开心果等）。

4. **注意补充维生素及微量元素** 补充水溶性维生素，如维生素C、维生素B等，同时应多摄入牛奶等含钙丰富的食物，以防肾损伤时维生素D_3的合成能力减退，影响钙的吸收。避免含磷较高的食物，如动物内脏、坚果等。

现代医学治疗多推荐在基础治疗的基

础上配合使用 ARB 类药物，但随着疾病的进展，肌酐升高则阻碍其应用，故各医学中心仍在继续研究降低蛋白尿的药物。试验显示，抗氧化制剂、内皮素抑制剂、蛋白激酶 C（PKC）抑制剂、过氧化物酶体增殖物激活受体（PPARs）激动剂或抑制剂，以及微血管扩张药等可降低蛋白尿，保护肾功能，但仍处于试验阶段。糖尿病患者一旦出现蛋白尿，若控制欠佳，多走向肾衰竭的结局，只能依靠透析、肾移植治疗。

中医治疗方面，现代医家多以补肾活血为主。如赵进喜提倡糖尿病综合治疗方案，在饮食治疗、降糖、降压、调脂等基础治疗上结合中医辨证施治。他认为糖尿病肾病分为阴虚型、阳虚型、阴阳俱虚型。阴虚型予止消通脉宁颗粒剂，阳虚型予止消温肾宁颗粒剂，阴阳俱虚型予止消保肾宁颗粒剂，将此方案与西药厄贝沙坦做疗效对比，结果显示基础治疗结合中医辨证施治在延缓糖尿病肾病的进展方面效

果优于国际公认的 ARB 治疗方案，具有
良好的推广应用前景。

（执笔人：张玉娴）

参 考 文 献

1. Thomas MC，Burns WC，Cooper ME．Tubular changes in early diabetic nephropathy［J］．Adv Chronic Kidney Dis，2005，12（2）：177-186.

2. Chen S，Kasama Y，Lee JS，et al．Podocyte-derived vascular endothelial growth factor mediates the stimulation of alpha3（IV）collagen production by transforming growth factor-beta1 in mouse podocytes［J］．Diabetes，2004，53（11）：2939-2949.

3. 马兴杰，杨丽霞，董岸莺．糖尿病肾病蛋白尿形成机制［J］．重庆医学，2011，40（20）：2064-2067.

4. 陈银凤，朱晓玲．糖尿病肾病临床蛋白尿期中医治疗现状［J］．陕西中医学院学报，2015，38（1）：90-92.

5. 吴晓秋．中医辨证治疗糖尿病肾病蛋白尿［J］．现代中医药，2011，31（4）：56-58.

6. 孙峰俐，曹和欣，何立群．中医药治疗糖尿病肾病研究进展［J］．四川中医，2015（6）：186-188.

7. 白志军．益肾回生汤治疗糖尿病肾病蛋白尿临床观

察［J］. 中国中医药信息杂志, 2010, 17（8）: 69-70.

8. 林海涵, 杨苹. 单味中药对糖尿病肾病中 TGF-β_1 的影响［J］. 医学信息, 2010, 23（8）: 2757-2758.

9. 丁瑞恒, 廖蕴华. 黄芪对晚期糖基化终末产物作用下肾小球系膜细胞的影响［J］. 江苏中医药, 2011, 43（3）: 82-84.

10. 胡仁明. 糖尿病肾病的诊断和防治——中国糖尿病肾病诊断和治疗的专家共识解读［J］. 糖尿病天地·临床, 2015, 9（9）: 447-453.

11. 李靖, 张海啸, 杨洁, 等. 糖尿病患者出现蛋白尿的诊治［J］. 世界中医药, 2013, 8（9）: 994-997.

12. 孔庆玮, 徐艳, 胡武斌, 等. 黄芪治疗糖尿病肾病机制的研究进展［J］. 湖南中医杂志, 2014, 30（11）: 184-185.

13. 卞广忠. 糖尿病肾病蛋白尿的中医辨证治疗［J］. 内蒙古中医药, 2012, 31（18）: 13-14.

14. Wolf G, Chen S, Ziyadeh FN. From the periphery of the glomerular capillary wall toward the center of disease: podocyte injury comes of age in diabetic nephropathy［J］. Diabetes 2005, 54（6）: 1626-1634.

15. 李平, 谢院生. 糖尿病肾病中现代医学结合研究基础与临床［M］. 上海: 上海科学技术出版社,

2009: 5-76.

16. Chen S, Lee JS, Cruz MC, et al. Angiotensin II stimulates alph3 (IV) collagen production in mouse podocytes via TGF-beta and VEGF signalling: implications for diabetic glomerulopathy [J]. Nephrol Dial Transplant, 2005, 20 (7): 1320-1327.

性功能障碍

一、糖尿病伴性功能
障碍的定义

糖尿病伴性功能障碍指糖尿病患者不能进行正常的性行为，或在正常的性行为中不能获得满足，是糖尿病常见的并发症之一。糖尿病是引起性功能障碍的典型疾病之一，临床多以男性患者为主，表现为勃起功能障碍、早泄、射精异常、性欲低下及高潮缺乏等，女性患者以性欲低下常见。

二、糖尿病伴性功能障碍
包括哪些症状

1. **勃起功能障碍**（ED，旧称"阳痿"）　指阴茎不能有效地勃起进行性交，或虽能勃起但不能维持足够的硬度完成性交，或勃起坚而不能持久，常见于老年糖尿病患者，其发生常为器质性而非心理因素，是糖尿病伴性功能障碍最常见的症状。

2. **早泄**　指男女在性交时，勃起的阴茎刚接触阴唇或未插入阴道即射精，阴茎随之软缩，使性交不能继续进行而被迫中止的一种常见的性功能障碍。

3. **不射精症**　指男子阴茎在性交中能维持坚硬勃起，并有正常的抽送动作，但无性欲高潮及射精的快感，也不能在阴道内射出精液的一种性功能障碍。

4. **逆行射精**　指射精时，有性欲高潮和射精感觉，但精液逆流入膀胱，而不从尿道外口排出。患者性交持续时间正常，性交后尿液中出现精子和果糖。

5. **遗精**　指在无性交活动的情况下发生的精液自行外泄现象。在未婚青壮年，每月遗精 1～2 次，是一种正常的生理现象，对身体无影响。但若婚后有规律的性生活外仍发生遗精；或未婚男性发生频繁遗精，一周数次或一夜几次，甚至午睡时也发生；或仅有性欲意念即出现遗精或滑精，并由此引起头晕、乏力、心慌和精神不振等症状时，则属于病理性遗精。

6. **性欲低下**　指在有效的性刺激下，没有性交欲望，或厌烦性生活，这种性交冷淡反应也是性功能障碍的一种表现。

三、现代医学对糖尿病伴性功能障碍发病机制的认识

1. **血管因素**　对糖尿病动物模型及人的研究表明，阴茎动脉狭窄和小动脉闭塞可引起"阴茎高血压"和海绵体动脉功能不全。此外，糖尿病患者出现的病变血管由小自主神经纤维支配，缺血性损害可以使这些纤维消失，导致血流调节受损，出现动-静脉短路，血管收缩与血管舒张之间失去相对平衡关系，进一步引起

血管收缩和神经缺血加重。

2. 神经性因素　糖尿病可以引起全身自主神经功能病变，目前认为"中枢性自主神经病变"为性功能障碍的原因之一。由于阴茎感觉神经病变，在性交时表现为阴茎勃起的持续有困难。支配盆腔的副交感神经较长，也是最易受损的自主神经，其损伤可引起性功能障碍。

3. 局部生物化学和神经效应器功能障碍　阴茎勃起既依赖副交感胆碱能神经纤维，又由非肾上腺素能、非胆碱能神经纤维和它们的神经递质以及血管内皮素控制。糖尿病患者这些神经递质和血管内皮素分泌减少，引起性功能障碍。

4. 组织糖基化作用　高级糖基化终产物（AGFS）是葡萄糖衍生物，经非酶促形成，在组织蛋白中长期积聚。它们有损害白膜和平滑肌功能，进而损害血管舒张功能，而且对糖尿病神经元功能障碍起一定作用。

5. 糖尿病内皮依赖性异常　近来研

究表明，糖尿病可导致海绵体平滑肌松弛神经和内皮依赖性机制受损，引起性功能障碍。

6. 内分泌异常　糖尿病患者全身新陈代谢失调，负责管辖性功能的"下丘脑-垂体-性腺轴"发生紊乱、失控，导致各种性激素分泌减少，缺少了勃起功能的催化剂，进而发生性功能障碍。

7. 精神心理因素　包括夫妻双方的不和谐、焦虑、抑郁等各种心理因素。而糖尿病患者病久，大多会出现体倦乏力、末梢神经炎、周围神经炎等并发症，这些都会影响到患者的心境，从而造成性功能障碍。

四、中医对糖尿病伴性功能障碍的认识

糖尿病在中医归为"消渴"范畴。消渴病机主要在于阴津亏损、燥热偏盛，以阴虚为本燥热为标，病变脏腑在于肺、

胃、肾，而尤以肾为关键。肾藏精，主生殖，因此消渴病易导致患者房事困难。消渴日久，易导致两种病变：一为阴损及阳，阴阳俱虚，又因饮食劳倦及七情损伤导致肝失疏泄、脾虚气弱、肾虚精亏、命门火衰或痰湿瘀血阻滞，累及房事，出现阳事不举，精关不固或生机缺乏而不思房事；二为病久入络，血脉瘀滞，血行不畅，脉络瘀阻，导致宗筋失养而弛纵不收、肾窍不开或精液不能行其正道而歧行之。

五、糖尿病伴性功能障碍的中医辨证分型治疗

患者基础疾病在消渴，在治疗消渴的同时兼顾性功能障碍。性功能障碍临证首当辨虚实：标实者需区别气滞、湿热；本虚者应辨气血阴阳虚损之差别，病变脏器之不同；虚实夹杂者，先别虚损之脏器，后辨夹杂之病邪。实证者，肝郁宜疏通，

湿热应清利；虚证者，命门火衰宜温补，结合养精，心脾血虚当调养气血，佐以温补开郁；虚实夹杂者需标本兼顾。具体辨证分型如下：

1. 命门火衰证

症见：阳事不举或举而不坚，或交而不射精，或性欲减退，或临房早泄，或有射精感觉而不射精，伴精薄清冷，面色苍白，精神萎靡，头晕耳鸣，腰膝酸软，畏寒肢冷，舌淡，苔白，脉沉细无力。

治法：温肾壮阳。

代表方：赞育丹（《景岳全书》）合金匮肾气丸（《金匮要略》）或右归丸（《景岳全书》）加减。

主要药物：炮附子12g，肉桂3g，仙茅12g，淫羊藿12g，巴戟天12g，熟地黄15g，当归10g，山萸肉12g，枸杞子15g，韭菜子10g，杜仲12g，肉苁蓉15g，白术12g。

中成药：右归丸，每次1丸，每日3次；桂附地黄丸，每次8g，每日2~3次。

诊治要点：糖尿病属阳气虚损、肾阳不足者，可伴阳事不举或举而不坚等性功能障碍，故治疗上以温补肾阳为主。火热较胜或者标实为主者，不宜使用。

2. 心脾两虚证

症见：阳事不举、无心交媾，或临房早泄，劳则遗精，或阴茎勃起如常，交而不射精，伴面色萎黄无华，精神不振，心悸失眠、纳呆便溏，乏力，舌淡，苔薄白，脉细弱。

治法：益气养血，健脾养心。

代表方：归脾汤（《济生方》）加减。

主要药物：人参 12g，黄芪 20g，白术 12g，炙甘草 5g，生姜 3 片，大枣 5 枚，当归 10g，茯神 15g，枣仁 12g，龙眼肉 12g，炙远志 12g，木香 12g。

中成药：肾气丸，每次 1 丸，每日 3 次；香砂六君子丸，每次 12 丸，每日 3 次。

诊治要点：糖尿病日久导致心血不足、脾胃虚弱，对房事缺乏兴趣，并伴见一系列胃肠功能不足症状，故以益气养血、健脾养心为主。热证实证者，不宜使用。

3. 肝气郁结证

症见：阳事不举，厌恶房事，毫无快感，或交而不射，伴情志抑郁，胸胁胀满，急躁易怒，善太息，舌红，脉弦细。

治法：疏肝解郁。

代表方：逍遥散（《太平惠民和剂局方》）加减。

主要药物：柴胡 12g，当归 15g，白芍 15g，白术 12g，茯苓 15g，薄荷 6g，甘草 5g，丹皮 10g，栀子 10g。

中成药：小柴胡颗粒，每次 1~2 袋，每日 3 次；逍遥丸，每次 9g，每日 2 次；丹栀逍遥丸，每次 6~9g，每日 2 次；百乐眠胶囊，每次 4 粒，每日 2 次。

诊治要点：此方证多见于糖尿病患者因肝气郁结、情志不畅而引起的性功能障碍，故治疗上以疏肝理气、解郁除烦为主。

4. 湿热下注证

症见：阳事不举或举而不坚，或性欲亢进，临房即泄，遗精频作，或阳强不倒，交而不射精，伴心烦意乱，阴囊潮湿，小便黄赤，大便黏滞，心烦口苦，肢体困重，舌红，苔黄腻，脉濡数。

治法：清热利湿。

代表方：龙胆泻肝汤（《医方集解》）加减。

主要药物：龙胆草 10g，黄芩 15g，山栀子 15g，车前子 10g，木通 5g，泽泻 15g，当归 10g，干地黄 15g，甘草 5g。

中成药：甘露消毒丹，每次 6~9g，每日 2 次；片仔癀，每次 0.6g，每日 2~3 次；茵胆平肝片，每次 2 粒，每日 3 次；六一散，每次 6~9g，每日 1~2 次；四妙丸，每次 6g，每日 2 次；湿毒清胶囊，每次 3~4 粒，每日 3 次。

诊治要点：此方适用于火热较盛并伴有湿浊下注的糖尿病伴性功能障碍患者，治疗上以清热利湿为主。不适用于虚证寒证患者。

5. 瘀血阻滞证

症见：阳痿时轻时重，重时萎软不举，轻时举而不坚，或阴茎勃起如常，交而不射，或有精聚于阴头感，伴胸胁胀痛，少腹隐痛，睾丸部坠胀刺痛，性急易怒，舌质黯红，舌边有瘀点，脉沉涩。

治法：活血化瘀，理气通精。

代表方：血府逐瘀汤（《医林改错》）加减。

主要药物：柴胡9g，芍药10g，枳壳9g，甘草3g，桃仁10g，红花10g，川芎10g，当归10g，生地10g，赤芍10g，牛膝10g，桔梗9g。

中成药：血府逐瘀颗粒，每次1袋，每日3次；复方丹参滴丸，每次10丸，每日3次。

诊治要点：糖尿病日久，病邪入络，宗筋络脉瘀血阻滞，导致性功能障碍，故而治疗上以活血化瘀理气为主。本证以活血为主，有出血性倾向者慎用。

附：糖尿病伴性功能障碍辨证
论治一览表

证型	辨证要点	方药
命门火衰	阳事不举或性欲减退，伴精薄清冷、面色苍白，腰膝酸冷，畏寒肢冷，舌淡，苔白，脉沉细无力	赞育丹合金匮肾气丸或右归丸加减（炮附子12g，肉桂3g，仙茅12g，淫羊藿12g，巴戟天12g，熟地黄15g，当归10g，山萸肉12g，枸杞子15g，韭菜子10g，杜仲12g，肉苁蓉15g，白术12g）
心脾两虚	无心交媾，或劳则遗精，伴面色萎黄无华，心悸失眠、纳呆便溏，舌淡，苔薄白，脉沉细无力	归脾汤加减（人参12g，黄芪20g，白术12g，炙甘草5g，生姜3片，大枣5枚，当归10g，茯神15g，枣仁12g，龙眼肉12g，炙远志12g，木香12g）
肝气郁结	阳事不举，厌恶房事，伴情志抑郁，或急躁易怒，舌红，脉弦细	逍遥散加减（柴胡12g，当归15g，白芍15g，白术12g，茯苓15g，薄荷6g，甘草5g，丹皮10g，栀子10g）
湿热下注	阳事不举或性欲亢进，伴阴囊潮湿，小便黄赤，大便黏，口苦，肢体困重，舌红，苔黄腻，脉濡数	龙胆泻肝汤加减（龙胆草10g，黄芩15g，山栀子15g，车前子10g，木通5g，泽泻15g，当归10g，干地黄15g，甘草5g）

续表

证型	辨证要点	方药
瘀血阻滞	阳事不举，时轻时重，行房时伴刺痛，舌质黯红，舌边有瘀点，脉沉涩	血府逐瘀汤加减（柴胡9g，芍药10g，枳壳9g，甘草3g，桃仁10g，红花10g，川芎10g，当归10g，生地10g，赤芍10g，牛膝10g，桔梗9g）

六、糖尿病伴性功能障碍的其他中医疗法

1. 食材、药膳及代茶饮 前提是选用血糖生成指数较低的食品，再根据不同中医辨证分型选择合适的食疗和药膳，忌食生冷食物及冷饮，忌烟酒。

（1）命门火衰证

食材：日常多吃怀山药、芡实、腰果、豇豆、黑豆、韭菜、核桃、鳗鱼、鸽肉、鸡肉、羊肉、狗肉、番鸭、河虾、冬虫夏草、杜仲、补骨脂、菟丝子、鹿茸、灵芝、海马、紫河车等。饮食上忌冷饮冷

食，如冰淇淋、黄瓜、冬瓜、笋、绿茶、藕、梨、西瓜、绿豆等。

药膳：冬季可进补当归、肉桂炖羊肉等，可适当加冬虫夏草、胡椒、花椒、辣椒等，以及虫草枸杞炖乌鸡、海马炖海参等。

可选代茶饮：可用鹿茸、紫河车粉泡水喝；或者用鹿茸、海马、人参、枸杞、肉苁蓉、黄狗肾等泡药酒。

（2）心脾两虚证

食材：宜多食糯米、栗子、莲子、花生、白扁豆、怀山药、灵芝、黄豆、芡实、黑豆、黑木耳、腰果、核桃、蘑菇、鲫鱼、泥鳅、猪腰、黄鳝、番鸭、乳鸽、鹌鹑、乌鸡、羊肉、鸡肉、牛肉等。禁食生冷之物。

药膳：平时可多用薏苡仁、黑豆、山药、莲子肉、白扁豆、红枣等熬黑米粥。一周可以吃 1~2 次猪肚炖胡椒粒汤（猪肚 1 个，胡椒粒 15~30g，纱布扎起、慢火炖）。山药炖排骨、猪脊髓、筒子骨等，以及黑豆炖龙骨、虫草枸杞炖乌鸡等。

可选代茶饮：可用灵芝、冬虫夏草、枸杞、桑椹泡水温服。

（3）肝气郁结证

食材：多吃黄花菜、芹菜、黄瓜、茼蒿、九层塔、空心菜、冬笋、西红柿、薄荷叶、葱、蒜、荞头、刀豆、豌豆、甘蓝、海带、紫菜、萝卜、柚子、橙子、金橘、山楂等。

药膳：可适当多喝黄花菜汤、西红柿汤、海带汤、紫菜汤、冬笋汤、萝卜汤，煲汤时也可加入橘皮、山楂等。

可选代茶饮：晨起可喝花茶提神，可常泡玫瑰花、茉莉花、郁金花、薰衣草、合欢花等花茶，也可用薄荷叶、橘皮等泡水代茶饮。

（4）湿热下注证

食材：饮食以清淡为主，宜谷类、赤小豆、绿豆、薏苡仁、苦笋、芹菜、空心菜、金线莲、苦瓜、冬瓜、丝瓜、西瓜、芦荟、藕、火龙果、甘蔗、蛤蜊、海蜇。忌油腻、辛热和煎炸的食物，如狗肉、羊肉、鸡肉、虾、龙眼肉、荔枝、红枣、辣椒、韭菜、肉桂、榴莲。

药膳：可多食绿豆、薏苡仁粥，可用苦瓜、白萝卜、海带、金线莲炖汤等。

可选代茶饮：宜饮绿茶、水仙花茶、苦丁茶、芦荟茶等。

（5）瘀血阻滞证

食材：多吃藕节、玫瑰花、黑木耳、香菇、茄子、芋头、黑豆、黄豆、海带、紫菜、萝卜、胡萝卜、山楂、醋、茶，少食油腻不宜消化的食物。

药膳：可用赤小豆、山楂熬粥，也可用当归、川芎、山楂、三七炖乌鸡，莲藕炖排骨。或者用桂枝、当归、川芎、鸡血藤、红花等泡药酒。

可选代茶饮：平时服少量田七粉（每次1g，每日1~2次）或者藏红花泡水代茶饮。

2. 敷脐法 勃起功能障碍可用小茴香、炮姜各5g，共研末，加食盐少许，以人乳（或蜂蜜、鸡蛋清）调敷肚脐，外加胶布贴紧，5~7 天后去除敷料。遗精可用五倍子末 15~20g，以米醋调成糊状，摊于白棉布上，敷于肚脐部，热季每日 1 剂，冬季隔日一换。不射精可用麝香 0.3g，敷脐以通关窍。

3. **熏洗法** 勃起功能障碍可用蛇床子、百花窠各 62g，零陵香、藿香各 31g，共为粗末，每日临卧时，取药末 18g，加水 5L，煮沸后，待适宜温度，后熏洗前阴部，用于肾阳虚寒之阳痿。不射精可用细辛 20g、五倍子 30g、淫羊藿 20g，上药水煎后，趁热熏洗会阴部，每日 1 次，每次 15~20 分钟（注意不可过热，避免烫伤）。

4. **药枕** 沉香 6g，甘松 10g，羌活、藿香、丁香、肉桂各 30g，山奈、辛夷花、檀香、木香各 20g，共为粗末，装入布袋内即成药枕，作日常睡枕用。

5. **其他**

（1）控制射精训练法：这是处理早泄最成功的方法。让妻子刺激阴茎头达到有射精感时，停止刺激，直至性欲高潮减退，要射精的预感完全消失；然后再刺激阴茎，如此反复进行，直到男方能耐受大量刺激而又不射精。

（2）性欲低下按摩疗法：采用按摩的治疗方法，患者取直立位，两脚分开，使宽度与两肩同，自用双手大拇指紧按第2腰椎两侧，小幅度快速转动腰部，并向左右弯腰；同时有规律地用手指按摩刺激第2～4腰椎（第2～4腰椎是支配性腺的神经通行部位，经常按摩这些部位，可促进性腺分泌功能，提高性兴奋强度），每次持续约5分钟，每日3次。

（3）不射精症按摩疗法：可用电动按摩器，使阴茎龟头产生强烈的性感，诱导射精，从而过渡到性交自然排精。

七、糖尿病伴性功能
障碍验方专方

1. 勃起功能障碍（阳痿）

（1）蛤蚧尾10g，鹿茸粉5g，共研

末，分 10 包，每次半包，空腹服。

（2）羊藿酒：淫羊藿 30g，以 500g 酒浸之。久服效佳。

（3）兴阳丹：生黄芪 30g，当归、山药、云苓、韭子、淫羊藿、巴戟天、黄柏各 15g，白芍 20g，蜈蚣 5 条，鹿角胶、胎盘粉各 10g，海狗肾 1 条，精硫黄 3g，制马钱子 1g，研末混匀，装胶囊，7~10 粒/次，日 2 次，用温开水或少量黄酒冲服，15 日为 1 个疗程。

（4）龟鹿补肾汤：鹿角胶 12g（熔化），龟甲胶 12g，黄芪 18g，熟地黄 20g，淫羊藿 9g，益智仁 9g，枸杞子 12g，巴戟天 15g，肉苁蓉 12g，阳起石 15g（打碎，先煎）。

（5）蛤蚧壮阳散：干蛤蚧 1 对，熟地、淫羊藿、当归、白芍各 150g，共研细末，过 90 目筛，制成散剂备用。每日服用 2 次，每次 6g。空腹时用醋或黄酒送服。30 日为 1 个疗程。

2. 早泄

（1）固精止泄汤：草决明 12g，莲

须、熟地黄各 15g，鱼鳔胶（冲服）、炒黄柏、知母、天门冬、砂仁各 10g，龙骨、牡蛎各 30g，炙甘草 6g。(《现代名中医男科绝技》)

（2）滋肾固精汤：巴戟天 12g，韭菜子 15g，菟丝子 12g，制首乌 15g，熟地黄 15g，白芍 9g，桑螵蛸 15g，煅龙骨 15g，枳壳 9g。随证加减：①早泄甚者，加金樱子、芡实、山茱萸；②兼肾阳虚者，加淫羊藿、仙茅、锁阳；③兼肾阴虚者，加黄柏、知母、鳖甲；④兼气虚者，加黄芪、党参、山药。

（3）淫羊藿鹿茸酒：淫羊藿 60g，白酒 500ml，鹿茸 1.5g，食盐少许，同浸泡 7~15 天，每晚服用 1 次，每次 40ml。

（4）龙胆泻肝汤：龙胆草、栀子、黄芩、黄柏、牡丹皮、赤芍、牛膝、车前子（包煎）各 10g，生地黄 15g，生甘草 6g。加减：伴生殖道感染者，减牡丹皮、赤芍，加败酱草、白花蛇舌草；伴焦虑、畏惧、心慌者，减牡丹皮、赤芍，加淫羊藿、补骨脂、菟丝子；伴性欲亢进者，黄柏、牛膝各增至 15g。

（5）柴胡合欢汤：柴胡 10g，白芍 15g，刺猬皮 15g，鸡内金 10g，芡实 10g，合欢皮 15g，沙苑子 15g。

3. 不射精症

（1）疏肝通精汤：柴胡、郁金、当归、白芍、丹参、牛膝、枳壳各 12g，炙麻黄、王不留行、路路通各 9g，蜈蚣 1 条，甘草 3g。水煎服，日 1 剂。

（2）通精汤：蜈蚣 2 条，地龙 10g，穿山甲 10g，牛膝 10g，滑石 10g，皂刺 10g，柴胡 10g，郁金 10g，香附 6g。水煎服，日 1 剂。

（3）解郁通精汤：柴胡 6g，白芍 15g，当归 6g，香附 10g，王不留行 10g，石菖蒲 10g，枸杞子 15g，急性子 6g，车前子 10g。水煎服，日 1 剂。

（4）桂枝加龙骨牡蛎汤：桂枝 10g，白芍 10g，炙甘草 6g，龙骨 20g，牡蛎 20g，大枣 10g，生姜 3 片，五味子 6g。

水煎服，早晚温服。

（5）玉茎启关饮：阳起石、王不留行各 30g，制首乌、淫羊藿各 15g，鹿角胶（烊化）、巴戟天、菟丝子各 12g，柴胡、枳壳、韭菜子各 9g，海狗肾 6g，蜈蚣 3 条。水煎服，日 1 剂。

4. 逆行射精

（1）阳起黄芪糯米粥：阳起石 60g，生黄芪 20g。水煎取汤液 500ml，去渣，入糯米 50g，煮至米熟，食粥，常食。

（2）巴戟苁蓉猪肾粥：巴戟天 10g，肉苁蓉 12g，猪肾 1 个洗净切块，大米适量。煲粥，调味服食。

（3）缩泉丸：每次 6g，每日 3 次。

5. 遗精

（1）补肾泻心方：黄连 6g，生地黄 15g，白芍 15g，天冬 10g，山茱萸 10g，泽泻 10g，丹参 15g，川牛膝 10g，芡实 10g，莲子心 6g，金樱子 15g，夜交藤 10g，甘草 6g。每日 1 剂，水煎服 400ml，分早晚 2 次，饭后服。

（2）秘精煎：人参30g，金樱子30g，芡实30g，远志10g，炒山药15g，炒酸枣仁30g，五倍子12g，茯苓30g，五味子5g。日1剂，水煎分2次服，连服20剂为1个疗程，每个疗程间隔5~7天。伴肾虚不固，封藏失职者，加枸杞子、鹿角胶、肉桂、杜仲；伴劳伤心脾，气不摄精者，加黄芪、炒白术；心肾不交，相火妄动者，加肉桂、黄连；湿热下注，扰动精室者，加萆薢、黄柏、泽泻。

（3）交泰秘精汤：黄连、黄柏、知母、五味子各10g，肉桂3g，麦门冬、莲子肉、桑螵蛸各15g，金樱子、熟地黄、芡实各20g，炒酸枣仁30g。伴尿道热涩不适，加瞿麦、萹蓄各15g；腰酸痛，加枸杞子15g、桑寄生20g；心烦，加柴胡10g、白芍15g。水煎服，日1剂，早晚温服。忌食辛辣，戒手淫，节房事。

（4）酸枣仁汤：炒酸枣仁24g，知母12g，川芎24g，茯苓15g，炙甘草9g，熟地12g，半夏12g，石决明18g。每日1

剂，加水 1500ml，煎 1 次，取药液约 600ml，去滓，分 3 次温服。

6. **性欲低下** 鹿角霜 20g，人参、仙茅、蛇床子各 10g，川椒 2g。水煎服，每日 1 剂，口服。

八、按 语

1. 研究显示，将近 90% 的男性糖尿病患者伴有不同程度的性功能障碍，糖尿病患者早期性功能障碍发生率可达 35% ~ 75%，比非糖尿病者发生率高 3 ~ 5 倍。血糖控制不良及糖尿病并发症的存在可增加性功能障碍的发生率。

2. 用药不宜过于温补 对于性功能障碍，不少医家多从温肾壮阳论治，滥用温补之品的现象严重，有的非但疗效不佳，反而造成肾阴更伤，不仅无益于患者消渴的治疗，又导致湿热内生，变证丛生。故临证应谨遵中医辨证施治的治病思路，用药应水中补火，或补中有清，寓清于补，乃可使火水得其养。

3. 重视肝郁在消渴兼性功能障碍患者发病中的重要性　现代社会由于生活节奏快，社会竞争强烈，工作压力大，又兼患者有消渴的基础疾病，致精神紧张，情志内伤，在消渴病导致性功能下降的基础上又加肝气郁结，致使病情恶化。

（执笔人：黄源鹏）

参 考 文 献

1. 高冰. 糖尿病与男性勃起功能障碍 ［J］. 药品评价，2009，6（6）：234-237.

2. 裴利军，姜睿. 糖尿病女性性功能障碍研究进展 ［J］. 中华男科学杂志，2011，17（3）：264-267.

3. 周斌，谢高宇，齐敏友. 糖尿病性勃起障碍发病机制及治疗研究进展 ［J］. 中国药理学与毒理学杂志，2015，29（4）：626-632.

4. 葛华英，孙晓川. 糖尿病患者神经病变对男性性功能影响的分析 ［J］. 中国性科学，2013，22（10）：33-35.

5. 易善永. 糖尿病与性功能障碍 ［J］. 家庭医学，2004，6（3）：45-46.

6. 杨超，丁永学，孔垂泽，等. 糖尿病大鼠阴茎组织中糖基化终产物、诱导型一氧化氮合酶的表达分析［J］. 中国当代医药，2015，22（6）：8-12.

7. 李晓明，杨莹. 血糖对下丘脑-垂体-性腺轴的影响［J］. 昆明医科大学学报，2015，36（10）：154-157.

8. 邵淑玲. 女性糖尿病患者性功能障碍的研究进展［J］. 中国性科学，2015，24（5）：34-37.

9. 高彦彬. 糖尿病性功能障碍［N］. 健康报，2003-12-18.

10. 乔振纲，吴燕燕，乔艳贞，等. 兴阳丹治疗阳痿239 例疗效观察［J］. 河南中医，1992，12（3）：123-124.

11. 蒋建. 龟鹿补肾汤加减治疗阳痿95 例［J］. 时珍国医国药，2004，15（9）：645.

12. 王伟. 中医性科学验方［J］. 开卷有益（求医问药），2014，1（5）：23.

13. 张朝德，陈刚，杨进，等. 固精止泄汤联合盐酸坦洛辛治疗原发性早泄40 例临床观察［J］. 吉林中医药，2012，32（6）：594-595.

14. 欧春. 滋肾固精汤治疗早泄51 例［J］. 山西中医，1998，14（3）：16.

15. 青华. 延缓早泄小验方7 则［J］. 农村新技术，2011，13（7）：46.

16. 杨英豪. 男科病效验良方［M］北京：北京科学技

术出版社，2011：227.

17. 陈代利. 疏肝通精汤治疗不射精症44例 [J]. 陕西中医，1992，13（2）：51.

18. 王良生. 通精汤加减治疗功能性不射精症临床观察 [J]. 中医药临床杂志，2011，23（9）：786-787.

19. 郑国珍，郭启先. 解郁通精汤治疗功能性不射精症56例 [J]. 中国中医药科技，2000，7（1）：15.

20. 邹强. 桂枝加龙骨牡蛎汤男科验案3则 [J]. 中国中医药现代远程教育，2015，13（23）：119-121.

21. 李广振. 玉茎启关饮治疗功能性不射精症72例 [J]. 浙江中医杂志，1994（2）：60.

22. 陈建设，李培轮. 补肾泻心方治疗心肾不交型遗精的临床研究 [J]. 中国中医药现代远程教育，2015，13（16）：31-32.

23. 朱德梓. 秘精煎治疗遗精58例 [J]. 山东中医杂志，1995，14（10）：447-448.

24. 刘要武. 酸枣仁汤治验 [J]. 河南中医，2014，34（3）：393-394.

焦虑抑郁

一、糖尿病伴焦虑抑郁的定义

糖尿病伴焦虑是指在糖尿病诊治过程中出现以焦虑为主要特征的一组症状综合征，包括过分担心、不安、着急、容易心烦、紧张、害怕或恐惧等情绪体验。

糖尿病伴抑郁是指在糖尿病诊治过程中出现以显著而持久的心情低落为主要临床特征的一类心境及情感障碍，包括情绪低落、兴趣减退、思维迟缓、困倦乏力、睡眠障碍、消极观念及行为等情绪体验。

注：本文所用"焦虑"和"抑郁"术语主要是指焦虑和抑郁状态，即严重程度达中等或以上，超出患者所能承受的程度或自我调整能力，对其生活和社会功能造成影响，但这种焦虑、抑郁并不一定达

到或符合精神障碍的具体诊断标准。

二、现代医学对糖尿病伴焦虑抑郁发病机制的认识

1. **神经内分泌的异常** 糖尿病患者可出现血浆皮质醇的增高，而血浆皮质醇增高可以通过影响神经元的可塑性，使中枢神经系统的某些结构受到损害，从而产生负性情感。

2. **炎症介导** 2型糖尿病和胰岛素抵抗可能对许多组织的前炎性状态起作用。前炎性介质包括白细胞介素-1（IL-1）、肿瘤坏死因子-α（TNF-α）和白细胞介素-6（IL-6）等能通过血-脑屏障进入循环，然后使抑郁症状发展的通路激活，从而诱发抑郁症状。

3. **血糖紊乱** 研究表明，糖尿病患者长期的糖代谢紊乱状态可以直接使患者产生焦虑。

4. **糖尿病病程** 糖尿病病程越长，

焦虑及抑郁的发病率越高。

5. 并发症　已经出现并发症的糖尿病患者，其焦虑的发生率明显高于没有并发症的患者。

6. 社会心理因素　①糖尿病属于慢性终生性疾病，长期的诊疗带来的沉重的经济负担成为糖尿病患者焦虑抑郁的重要原因；②有些糖尿病患者担心糖尿病会遗传给后代而焦虑和自责；③糖尿病患者的家庭和社会支持系统的不健全。

三、中医对糖尿病伴焦虑 抑郁的认识

糖尿病伴焦虑抑郁属中医学"消渴"合并"郁证"范畴。糖尿病的发生本与情志抑郁关系密切。情志不畅，郁而化火，耗阴伤津为糖尿病发生的主要原因之一。其次，糖尿病患者常兼有痰凝、气滞、血瘀等因素，久之可使气血凝滞不畅、肝气失于条达，从而发为郁证。在糖尿病焦虑、抑郁中，"消渴"为"本"，因脏腑亏虚所致；"郁证"为"标"，由气、血、痰郁所致。其基本病机为本虚标实，临床常见证型为肝郁阴虚、痰瘀夹杂，治疗上应标本兼顾、攻补兼施。

四、糖尿病伴焦虑抑郁的中医辨证分型治疗

1. 肝气郁结证

症见：精神抑郁，情绪不宁，善太息，胸胁胀痛，痛无定处，脘闷嗳气，不思饮食，大便失常；舌质淡红，苔薄腻，脉弦。

治法：疏肝散结，行气解郁。

代表方：柴胡疏肝散（《景岳全书》）加减。

主要药物：柴胡 6g，陈皮 6g，川芎 5g，芍药 5g，枳壳 5g，香附 5g，炙甘草 3g。

中成药：柴胡疏肝丸，每次 9g，每

日3次，空腹温开水送服。

诊治要点：糖尿病伴抑郁早期，肝气不舒，肝郁克脾，故予舒肝理脾治疗。

2. 气郁化火证

症见：急躁易怒，胸闷、胸胀，口干口苦，头痛，目赤，耳鸣，大便秘结；舌质红，苔黄，脉弦数。

治法：疏肝解郁，清肝泻火。

代表方：丹栀逍遥散（《内科摘要》）加减。

主要药物：牡丹皮10g，栀子（炒焦）8g，茯苓10g，白术（土炒）10g，薄荷3g，甘草（蜜炙）6g，柴胡（酒制）8g，白芍（酒炒）10g，当归8g，龙胆草10g，大黄3g，黄连3g，吴茱萸3g，菊花10g，钩藤10g，刺蒺藜10g。

中成药：丹栀逍遥丸，每次6~9g，每日2次。

诊治要点：糖尿病伴焦虑不安，肝气不舒，郁而化火，故予疏肝、清肝治疗，但避免过用苦寒。

3. 气滞痰凝证

症见：咽中不适，如有物梗阻，咯之不出，咽之不下，胸中窒闷，或兼胁痛，苔白腻，脉弦滑。

治法：行气开郁，化痰散结。

代表方：半夏厚朴汤（《金匮要略》）加减。

主要药物：半夏 12g，茯苓 12g，厚朴 9g，生姜 15g，苏叶 6g，柴胡 6g，白术 12g，白芍 12g，当归 10g，生甘草 10g，薄荷 10g，煨姜 10g，海蛤壳 15g，紫菀 10g，贝母 10g，陈皮 6g。

诊治要点：本证主要治疗糖尿病患者，情志不畅，肝气郁结，肺胃宣降失常导致湿郁为痰，痰气互结咽喉所致病证。治疗时兼予心理疏导。

4. 忧郁伤神证

症见：精神恍惚，心神不宁，多疑易惊，悲忧善哭，喜怒无常，或时时欠伸，或手舞足蹈，骂詈喊叫；舌质淡，苔薄白，脉弦。

治法：甘润缓急，养心安神。

代表方：甘麦大枣汤（《伤寒论》）加减。

主要药物：甘草 10g，淮小麦 30g，大枣 10 枚，酸枣仁 30g，柏子仁 10g，茯神 10g，煅龙骨 15g（先煎），煅牡蛎 15g（先煎），当归 10g，白芍 10g。

诊治要点：本方是治疗脏躁的代表方，多因忧思过度、心阴受损、肝气失调所致，治以养心安神、和中缓急。对湿浊内盛、心火亢盛者，不宜使用。

5. 心脾两虚证

症见：多思善疑，头晕神疲，心悸胆怯，失眠健忘，纳差，面色不华；舌质淡，苔薄白，脉细。

治法：健脾养心，补益气血。

代表方：归脾汤（《济生方》）加减。

主要药物：白术 9g，当归 9g，茯神 9g，黄芪 12g，远志 6g，龙眼肉 12g，酸枣仁 12g，人参 6g，木香 6g，炙甘草 3g，生姜 6g，大枣 3 枚。

中成药：归脾丸，每次 6~9g，每日3 次。

诊治要点：本证多因心脾两虚、气血不足、心失所养等导致，故治以健脾养心兼顾益气补血。热迫血妄行所致的出血禁用。

6. 心肾阴虚证

症见：情绪不宁，心悸，健忘，失眠，多梦，五心烦热，盗汗，口咽干燥；舌红少津，脉细数。

治法：滋养心肾，养心安神。

代表方：天王补心丹（《校注妇人良方》）合六味地黄丸（《小儿药证直诀》）加减。

主要药物：党参 15g，茯苓 15g，玄参 15g，丹参 15g，桔梗 15g，远志 15g，当归（酒浸）15g，五味子 15g，麦门冬（去心）15g，柏子仁 30g，酸枣仁（炒）30g，生地 20g，熟地 20g，山药 20g，丹皮 6g，泽泻 10g，山茱萸 10g，黄连 3g，肉桂 20g。

中成药：天王补心丹，每次 1 丸，每日 3 次；六味地黄丸，每次 6g，每日 2 次。

诊治要点：糖尿病患者，阴虚为本，疾病中后期时同时伴焦虑抑郁状态，容易阴虚燥热，虚火内扰，故治以滋阴清热、养血安神。本方滋阴之品较多，对脾胃虚弱、纳差、便溏者不宜使用。

附：糖尿病伴焦虑抑郁辨证论治一览表

证型	辨证要点	方药
肝气郁结	情绪低落，胸闷、胸痛，舌红，脉弦	柴胡疏肝散加减（柴胡 6g，陈皮 6g，川芎 5g，芍药 5g，枳壳 5g，香附 5g，炙甘草 3g）
气郁化火	急躁易怒，口干、口苦，头痛，目赤，舌红苔黄，脉弦数	丹栀逍遥散加减［牡丹皮 10g，栀子（炒焦）8g，茯苓 10g，白术（土炒）10g，薄荷 3g，甘草（蜜炙）6g，柴胡（酒制）8g，白芍（酒炒）10g，当归 8g，龙胆草 10g，大黄 3g，黄连 3g，吴茱萸 3g，菊花 10g，钩藤 10g，刺蒺藜 10g］

续表

证型	辨证要点	方药
气滞痰凝	胸闷，咽部不适，如有物梗阻，苔白腻，脉弦滑	半夏厚朴汤加减（半夏 12g，茯苓 12g，厚朴 9g，生姜 15g，苏叶 6g，柴胡 6g，白术 12g，白芍 12g，当归 10g，生甘草 10g，薄荷 10g，煨姜 10g，海蛤壳 15g，紫菀 10g，贝母 10g，陈皮 6g）
忧郁伤神	心神不宁，多疑易惊，喜怒无常，舌淡苔白	甘麦大枣汤加减 [甘草 10g，淮小麦 30g，大枣 10 枚，酸枣仁 30g，柏子仁 10g，茯神 10g，煨龙骨 15g（先煎），煨牡蛎 15g（先煎），当归 10g，白芍 10g]
心脾两虚	多思善疑，心悸胆怯，失眠健忘，苔白，脉细	归脾汤加减（白术 9g，当归 9g，茯神 9g，黄芪 12g，远志 6g，龙眼肉 12g，酸枣仁 12g，人参 6g，木香 6g，炙甘草 3g，生姜 6g，大枣 3 枚）
心肾阴虚	心悸，失眠，多梦，五心烦热，舌红，脉细数	天王补心丹合六味地黄丸加减 [党参 15g，茯苓 15g，玄参 15g，丹参 15g，桔梗 15g，远志 15g，当归（酒浸）15g，五味子 15g，麦门冬（去心）15g，柏子仁 30g，酸枣仁（炒）30g，生地 20g，熟地 20g，山药 20g，丹皮 6g，泽泻 10g，山茱萸 10g，黄连 3g，肉桂 20g]

五、糖尿病伴焦虑抑郁的
其他中医疗法

1. 按摩疗法

穴位按摩：患者取仰卧位，施术者站于患者一侧，用拇指按压或空拳叩击肾系穴（髌骨上缘正中线上 6 寸处），压力视患者能接受为宜，不宜过重。每次按压时间 3~5 分钟（双穴），每天 1 次。

轻揉天枢：用三指或四指顺时针轻揉天枢穴 2~3 分钟（双穴），每天 1 次。

2. 药膳

（1）注意事项：①热量适量，饮食宜平衡，以清淡、易消化食品为主；②避免过多食用辛辣、有刺激性的温燥食物，忌烟酒；③忌大荤大油的肥腻食品，脂肪摄入量不宜过多；④忌偏食、暴饮暴食及过冷、过热的食品；⑤常食水果，多食新鲜蔬菜。

（2）饮食宜忌：①宜食疏肝理气、

帮助消化的食物，如橘子、陈皮、山楂片等；②宜食宁心安神、促进睡眠的食物，如小米、大枣、核桃、桂圆、牛奶、莲子等；③宜食性凉平、容易消化的食物，如冬瓜、丝瓜、莲藕、百合、莲子、梨子等

注意：避免进食大量韭菜、大葱、大蒜、辣椒、胡椒、茴香、羊肉及各类油炸食品等。

3. 代茶饮

（1）肝气郁结证：合欢花饮。合欢花5g，用沸水冲泡，代茶饮。

（2）气郁化火证：安神代茶饮。石菖蒲5g，用沸水冲泡，代茶饮。

（3）气滞痰凝证：梅橘汤。梅花6g，橘皮2个，用沸水冲泡，代茶饮。

（4）忧郁伤神证：白芍甘草汤。白芍5g，甘草2g，用沸水冲泡，代茶饮。

（5）心脾两虚证：生姜大枣茶。生姜5g，大枣5g，用沸水冲泡，盖上盖子闷几分钟即成。

（6）心肾阴虚证：参叶茶。人参叶

5g，将人参叶揉碎，开水沏泡。

4. 放松训练 经常适用于对焦虑情绪的缓解。在安静环境下，让患者取最舒适的姿势放松身体，指导其进行深呼吸训练、全身分段肌肉放松训练，做放松操，每天早晚各 10 ~ 15 分钟。

5. 心理干预 专业的医疗人员积极与患者沟通，给予患者支持和鼓励，与糖尿病教育相结合进行心理疏导，以此帮助患者改变不良认知和进行认知重建。具体方法包括说理开导法、转移注意法、静志安神法、怡悦开怀法。

6. 养生功法 八段锦是我国传统的健身气功。研究表明，八段锦不但对糖尿病患者的血糖控制和生活质量的提高有良好作用，还可以改善糖尿病伴焦虑抑郁患者的情况。

7. 音乐疗法 嘱患者在欣赏音乐时轻闭双眼、尽量放松。每次持续时间 30 分钟，音量的强度由小渐强，以节奏舒缓的乐曲为宜，并在治疗前介绍音乐干预的目的及每首乐曲的内涵。

六、按　语

1. 糖尿病患者抑郁症患病率为26%~40%，其中，严重抑郁症患者的患病率为11%，与临床有关的抑郁症为31%。2型糖尿病患者中焦虑症的患病率23.48%~32%。

2. 焦虑、抑郁与糖尿病之间存在双向联系。在糖尿病刚确诊时，患者由于生活习惯的改变及对未来的担忧等，往往出现焦虑、抑郁、愤怒、失落等消极情绪；随着病情进展、治疗方案的调整、血糖控制欠佳、慢性并发症逐渐加重、医疗费用高昂等，上述消极情绪日益突出，严重者可进展为心理障碍，如抑郁症、焦虑症、进食障碍，极大地影响糖尿病患者的治疗依从性、自我管理和血糖控制，加速糖尿病并发症的进程，加重病情，降低糖尿病患者的生存质量。应尽早对糖尿病患者进行心理评估并采取有效的干预方式。若为

严重焦虑、抑郁症患者，需在专业精神科
医师诊治前提下配合中医药治疗。

焦虑症状的简易筛查（90秒4问题询问法）

问题	阳性 （是）	阴性 （否）
（1）你认为你是一个容易焦虑或是紧张的人吗？		
（2）最近一段时间，你是否比平时更感到焦虑或忐忑不安？		
（3）是否有一些特殊场合或情景更容易使得你紧张、焦虑？		
（4）你曾经有过惊恐发作吗？即突然发生的强烈不适感或心慌、眩晕、感到憋气或呼吸困难等症状。		

注：如有2项以上阳性，应警惕焦虑症，需进一步做精神
筛查

抑郁症状的简易筛查（90秒4问题询问法）

问题	阳性 （是）	阴性 （否）
（1）过去几周（或几月）是否感到无精打采、伤感，或对生活的乐趣减少了？		

续表

问题	阳性 （是）	阴性 （否）
（2）除了不开心之外，是否比平时更悲观或想哭？		
（3）经常有早醒吗（事实上并不需要那么早醒来）	每月 >1 次为阳性	
（4）近来是否经常想到活着没意思？		

注：如回答皆为阳性，应警惕抑郁症，需进一步做精神筛查

（执笔人：苏伟娟）

参 考 文 献

1. 吴文源，魏镜，陶明，等. 综合医院焦虑抑郁诊断和治疗的专家共识［J］. 中华医学杂志，2012，92（31）：2174-2181.

2. 刘娟，马建伟. 糖尿病合并抑郁、焦虑症的中西医研究现状［J］. 解放军医药杂志，2015，27（9）：47-52.

3. Snoek FJ, Bremmer MA, Hermanns N. Constructs of depression and distress in diabetes: time for an appraisal ［J］. Lancet Diabetes Endocrinol, 2015, 3（6）:

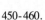

450-460.

4. Moulton CD, Pickup JC, Ismail K. The link between depression and diabetes: the search for shared mechanisms [J]. Lancet Diabetes Endocrinol, 2015, 3 (6): 461-471.

5. 刘媛, 魏军平. 中医药治疗糖尿病合并抑郁症临床研究概况 [J]. 中医杂志, 2014, 55 (10): 889-892.

6. 郭全芳, 李传平, 张云红, 等. 综合治疗糖尿病伴抑郁焦虑疗效观察 [J]. 实用中医药杂志, 2009, 25 (11): 723-724.

7. 蒋喜荣, 孙昊尧, 黄华磊, 等. 心理干预对 2 型糖尿病患者焦虑抑郁情绪及血糖控制状况的影响 [J]. 临床心身疾病杂志, 2012, 18 (6): 530-532.

8. 付明媚, 董雅娟. 心理干预对糖尿病患者焦虑抑郁症状及血糖控制影响的 Meta 分析 [J]. 中国全科医学, 2013, 16 (4): 436-439.

9. 章伟明, 李赛美. 糖尿病合并抑郁症的中医六经辨证探讨 [J]. 中医杂志, 2013, 54 (16): 1370-1373.

口 渴

一、糖尿病性口渴的定义

糖尿病性口渴是指糖尿病患者自觉口中津液不足，口中干燥的感觉。一般认为口干不欲饮与口干欲饮者皆属于口渴范畴。糖尿病患者口渴的发病率达 50%以上。

二、现代医学对糖尿病性口渴发病机制的认识

现代医学认为，在糖尿病的情况下，无论何种类型的糖尿病，胰岛素分泌相对不足或绝对不足，致使血糖不能有效地被利用而形成高血糖。若血糖升高超过肾糖阈，肾形成的原尿中糖含量增高，渗透压

增加，造成渗透性利尿，导致体内失水，当总体水量减少 1% ~ 2% 时，即引起口渴感。

本病须与干燥综合征、甲状腺功能亢进症、尿崩症及部分药物引起的副作用相鉴别。

三、中医对糖尿病性
口渴的认识

糖尿病性口渴的基本病机是津液不足或津液不能上承于口所致。不论肺肾的阴津亏损，还是胃的燥热偏盛伤津，均可以引起津液不足而口渴。肺为水之上源，燥热伤肺，肺不布津；脾胃受燥热所伤，脾气虚不能传输水谷精微；肾主水，肾气不足，气化无力，不能蒸腾水液；水湿痰饮瘀血阻碍津液输布。这些原因均可引起津液输布的异常，使津液不能上承而出现口渴。

四、糖尿病性口渴的中医辨证分型治疗

1. 肺热津伤证

症见：烦渴多饮，口干舌燥，尿频量多，舌边尖红，苔薄黄，脉洪数。

治法：清热润肺，生津止渴。

代表方：消渴方（《丹溪心法》）加减。

主要药物：天花粉 15g，葛根 15g，麦冬 15g，生地 15g，藕汁 15g，黄连 6g，黄芩 10g，知母 10g。

加减：若烦渴不止，小便频数，而脉数乏力者，为肺热津亏、气阴两伤，可选用玉泉丸或二冬汤。玉泉丸中，以人参、黄芪、茯苓益气，天花粉、葛根、麦冬、乌梅、甘草等清热生津止渴；二冬汤中，重用人参益气生津，天冬、麦冬、天花粉、黄芩、知母清热生津止渴。二方同中有异，前者益气作用较强，而后者清热作用较强，可根据临床需要加以选用。

中成药：玉泉丸，口服，每次 6g，每日 4 次。

诊治要点：本证病机为燥热伤肺，肺失治节，津液失布，证属上消，多饮的症状较为突出。治疗当以清热润肺、生津止渴为主，如不及时治疗燥热之邪易伤津耗气兼见气阴两伤的表现。

2. 胃热炽盛证

症见：口渴引饮，多食易饥，尿多，形体消瘦，大便干燥，苔黄，脉滑实有力。

治法：清胃泻火，养阴增液。

代表方：玉女煎（《景岳全书》）加减。

主要药物：石膏 15g，熟地 30g，麦冬 6g，知母 5g，牛膝 5g。

加减：对于病程较久，以及过用寒凉而致脾胃气虚，表现口渴引饮，能食与便溏并见，或饮食减少，精神不振，四肢乏力，舌淡，苔白而干，脉弱者，治宜健脾益气、生津止渴，可用七味白术散。方中用四君子汤健脾益气，木香、藿香醒脾行气散津，葛根生津止渴。

诊治要点：本证病机为胃火内炽、胃热消谷、伤津耗液，证属中消，多食的症状较为明显。治疗宜清胃泻火、养阴增液，治疗中不可过用或久用大苦大寒药物，以免损伤脾胃。

3. 肾阴亏虚证

症见：口干唇燥咽干，腰膝酸软，两目干涩，乏力，头晕耳鸣，皮肤干燥、瘙痒，舌红少苔，脉细数。

治法：滋阴补肾，润燥止渴。

代表方：六味地黄丸（《医宗金鉴》）加减。

主要药物：熟地 15g，山萸肉 10g，怀山药 15g，丹皮 10g，茯苓 15g，泽泻 10g。

加减：阴虚火旺而烦躁，五心烦热，盗汗，失眠者，可加知母、黄柏，滋阴泻火。气阴两虚而伴困倦，气短乏力，舌质

淡红者，可加党参、黄芪、黄精，补益
正气。

中成药：六味地黄丸，口服，每次
6g，每日 2 次。

诊治要点：本证病机为肾阴亏虚，虚
火内生，上燔心肺则口干唇燥咽干，证属
下消。治疗宜滋阴补肾，润燥止渴。本证
多为久病所致，病程较长。多用丸剂，以
求缓图之功。同时还要注意血肉有情之品
的应用或食物调养，如甲鱼、骨髓、海
参等。

4. 脾肾阳虚证

症见：口干但不欲饮，或只饮少量热
水，畏寒肢冷，短气懒言，舌淡胖，脉沉
迟或缓弱。

治法：温阳益气。

代表方：附子理中丸（《三因极一病
证方论》）加减。

主要药物：人参、白术、干姜（炮）、
附子（炮，去皮脐）各 6g，炙甘草 3g。

加减：脾阳虚而见腹痛绵绵，手足不

温者，加桂枝 8g、炒白芍 6g、生姜 6g、大枣 5 枚；脾气虚而见纳呆，大便溏薄者，加山药 15g、鸡内金 10g。

中成药：附子理中丸，口服，每次 1 丸，每日 2～3 次。

诊治要点：本证为脾肾阳虚，火衰于下，蒸腾无力，津液无以上承而致口干，证属下消。治疗宜温阳益气。症状缓解后可续用肾气丸，温肾补阳，治其根本。

5. 湿热中阻证

症见：口渴但不欲饮，或饮水不多，头重如裹胸脘痞闷，纳呆泛呕，大便溏稀，小便黄赤，舌苔黄腻，脉濡数。

治法：清热利湿，健脾升清。

代表方：三仁汤（《温病条辨》）加减。

主要药物：杏仁、半夏各 15g，飞滑石、生薏苡仁各 18g，白通草、白蔻仁、竹叶、厚朴各 6g。

加减：热重于湿者，加黄连 8g、鲜荷叶 10g、鲜芦根 10g；湿重于热者，加佩兰 10g、豆卷 10g、苍术 10g。

中成药：参苓白术散，口服，每次 6~9g，每日 2~3 次。

诊治要点：本证为湿热阻滞中焦，困阻脾土，津液不能敷布于口而见口渴但不欲饮。治疗宜清热利湿，健脾升清。治疗中不可久用清热利湿之品，症状缓解后可续用参苓白术散以健脾为主。

6. 血瘀内阻证

症见：口干，饮水少，漱口或不欲咽，夜间加重，兼见入暮潮热，肌肤甲错，面色黧黑，舌质淡黯，有瘀斑、瘀点，苔白，舌下络脉可见怒张，脉涩等。

治法：活血化瘀。

代表方：血府逐瘀汤（《医林改错》）加减。

主要药物：桃仁 12g，红花、当归、生地黄、牛膝各 9g，川芎、桔梗各 4.5g，赤芍、枳壳、甘草各 6g，柴胡 3g。

加减：瘀在胁下者，加柴胡 15g、酒大黄 30g、炮山甲 6g；血郁日久化热而见入暮潮热者，加丹皮 9g、鳖甲 15g。

中成药：血府逐瘀口服液，口服，每次 1 支，每日 3 次。

诊治要点：本证为瘀血阻滞使得津液不能上承至口，故而口渴。治疗宜活血化瘀。在糖尿病性口渴的各个证型中可能合并出现，可在相应的处方用药基础上加用活血化瘀的药物。

附：糖尿病性口渴辨证论治一览表

证型	辨证要点	方药
肺热津伤	烦渴多饮，伴舌边尖红，苔薄黄，脉洪数	消渴方加减（天花粉 15g，葛根 15g，麦冬 15g，生地 15g，藕汁 15g，黄连 6g，黄芩 10g，知母 10g）
胃热炽盛	口渴喜冷饮，多食易饥，便干，苔黄，脉滑实有力	玉女煎加减（石膏 15g，熟地 30g，麦冬 6g，知母 5g，牛膝 5g）
肾阴亏虚	口干唇燥咽干，伴腰膝酸软，舌红少苔，脉细数。	六味地黄丸加减（熟地 15g，山萸肉 10g，怀山药 15g，丹皮 10g，茯苓 15g，泽泻 10g）

续表

证型	辨证要点	方药
脾肾阳虚	口干但不欲饮，伴畏寒怕冷，舌淡胖，脉沉迟	附子理中丸加减［人参、白术、干姜（炮）、附子（炮，去皮脐）各6g，炙甘草3g］
湿热中阻	口渴但不欲饮，或饮水不多，伴胸脘痞闷，舌苔黄腻，脉濡数。	三仁汤加减（杏仁、半夏各15g，飞滑石、生薏苡仁各18g，白通草、白蔻仁、竹叶、厚朴各6g）
血瘀内阻	口干饮水少，漱口或不欲咽，伴舌质淡黯，苔白，脉涩	血府逐瘀汤加减（桃仁12g，红花、当归、生地黄、牛膝各9g，川芎、桔梗各4.5g，赤芍、枳壳、甘草各6g，柴胡3g）

五、糖尿病性口渴的其他中医疗法

1. 推拿

（1）肺热伤津证：点按鱼际穴。

［鱼际穴作用］清热润燥。

[穴位定位] 鱼即鱼腹，即屈曲大拇指时，肌肉隆起如鱼腹；际即边际。鱼际穴在鱼腹边际，即中医讲的赤白肉交接的地方，第 1 掌骨中点处。

[操作方法] ①点按鱼际：用拇指指端或指腹用力点按两手鱼际穴，以产生酸胀微痛感为宜。约 5 分钟。②点揉鱼际：拇指指端点压鱼际穴后，再用力顺时针和逆时针反复揉，以局部产生酸胀微痛为宜。约 5 分钟。③擦鱼际：左手托住患者手部，裸露鱼际穴，右手大鱼际前后快速摩擦鱼际穴，以局部皮肤透热为度。约 5 分钟。按摩鱼际穴总时间约 15 分钟。每天早晚各 1 次，多多益善。

（2）胃热炽盛证：点按合谷穴。

[合谷穴作用] 清泻阳明。

[穴位定位] 将拇指和食指分开，展露虎口，把左手拇指横纹放在右手虎口处，向下按住，拇指所指处就是合谷穴。

[操作方法] 在按摩时，两手可以交替按摩，用拇指屈曲垂直按在合谷穴上，

做一紧一松的按压，频率为每2秒1次，即每分钟30次左右。

（3）肾阴亏虚证：按揉照海穴。

［照海穴作用］滋补肾阴。

［穴位定位］内踝尖正下方凹陷处。

［操作方法］先盘腿坐好，然后用拇指指腹分别按住双侧照海穴，按的时候，垂直加压，压力不要太大，穴位局部有微微酸胀感觉。按住穴位之后，开始做旋转按揉，旋转的方向以向着心的方向为准，频率是100~120次/分，中间不要停顿。点揉3~5分钟。

（4）脾肾阳虚证：按揉涌泉穴。

［涌泉穴作用］补肾壮阳。

［穴位定位］涌泉穴位于足前部凹陷处第2、3趾趾缝纹头端与足跟连线的前1/3处。

［操作方法］每日临睡前用温水泡脚，再用手互相擦热后，用左手心按摩右脚涌泉，右手心按摩左脚涌泉，每次100下以上，以搓热双脚为宜。

（5）湿热中阻证：按揉足三里穴。

[足三里穴作用] 清热利湿。

[穴位定位] 外膝眼向下量4横指，在腓骨与胫骨之间，由胫骨旁量1横指。

[操作方法] 用拇指指面着力于足三里穴位之上，垂直用力，向下按压，按而揉之，其余四指握拳或张开，起支撑作用，以协同用力。产生酸、麻、胀、痛和走窜等感觉，持续数秒后，渐渐放松，如此反复操作数次即可。

（6）血瘀内阻证：按揉血海穴。

[血海穴作用] 活血化瘀。

[穴位定位] 在大腿内侧，髌底内侧端上2寸，当股四头肌内侧头的隆起处；屈膝取穴。简便取穴：坐位，将腿绷直，在膝盖内侧会出现一个凹陷的地方，在凹陷的上方有一块隆起的肌肉，肌肉的顶端就是血海穴。

[操作方法] 两拇指重叠按压这个穴位，直接进行按揉就好了。每一侧3分

钟，要掌握好力道，能感觉到穴位有微微的酸胀感即可。

2. 食疗及药膳

（1）肺热津伤证

玉米须蚌肉汤：玉米须 20g，蚌肉 50g，煮汤。

（2）胃热炽盛证

三豆粥：绿豆、赤小豆、黑大豆各 20g，加水煎煮，煮烂，饮汁食豆。

（3）肾阴亏虚证

海参蛋胰汤：海参 50g，鸡蛋 1 个，猪胰 1 条，煮汤。

（4）脾肾阳虚证

桂心粥：取白米 60g，煮粥，粥半熟入桂心末，每日用 5g，煮熟食之。

（5）湿热中阻证

白果苡米粥：去壳白果仁 10g，薏苡仁 60g，加水适量，煮熟后食之。

（6）血瘀内阻证

山楂内金粥：山楂 15g（炒焦），鸡内金 1 个（研末），粳米 50g。煮粥后食之。

3. 代茶饮

（1）肺热津伤证

芦根茶：鲜芦根（切碎）2支，每日1剂，沸水冲泡代茶饮。

（2）胃热炽盛证

麦冬茶：麦冬、天花粉各5g，乌梅、知母、甘草各3g，沸水冲泡代茶饮。

（3）肾阴亏虚证

枸杞桑椹茶：枸杞子5g，桑椹5g，沸水冲泡代茶饮。

（4）脾肾阳虚证

杜仲茶：杜仲3g，菟丝子6g，沸水冲泡代茶饮。

（5）湿热中阻证

橘皮荷叶茶：陈皮5g，荷叶5g，沸水冲泡代茶饮。

（6）血瘀内阻证

山楂化瘀茶：山楂5g，玫瑰花5g，沸水冲泡代茶饮。

六、名中医诊治糖尿病
性口渴经验

　　1. **任继学**　任继学认为消渴的病机主要是燥。燥为火热之属，火为热之极，热则伤气。气者，肾气也。肾气受伤则阳虚，阳虚则命火不足，命火衰则相火不生，相火不足，不能内寄于肝，肝阳失助，则肝肾之阳虚，阳虚不能蒸精化液，精枯液涸，故生口渴、多尿之患。据临床实际，将消渴病分为肺胃阴虚、肺胃阳虚、肝胃阴虚、肝胃阳虚、肝肾阴虚、肝肾阳虚六类证候，作为辨证准绳。肺胃阴虚证以白虎加人参汤治之，肺胃阳虚证以双补丸治之，肝胃阴虚证以柳氏方治之，肝胃阳虚证以滋脾饮加减，肝肾阴虚证以乌龙汤治之，肝肾阳虚证以加减肾气丸治之。

　　2. **桑景武**　桑景武认为消渴病初期表现为一派燥热阴虚之象。这种现象随个体差异表现的时间有长有短，有的用养阴润燥之品可以解决，有的久用不效，或反复缠绵。究其原因考虑，本病燥热为标，阳虚为本。肾阳虚衰，气化失职，气不化津，津不上达，有降无升而口渴、小便清长；肾阳虚，水谷精微不布反随小便排出，故多饮善食。《金匮要略》记载："男子消渴，小便反多，以饮一斗，小便一斗，肾气丸主之。"以药测证，也说明本病属肾阳虚衰，不能蒸腾津液，气虚不能化气摄水，故急救其阳，而去其阴，阳回则津回，津生则热除。故桑景武治消渴尤重温阳，附子、肉桂、桂枝、干姜为不可缺少之佳品，临证屡屡奏效。

3. **施今墨** 施今墨认为糖尿病之渴饮无度为伤阴之象，习用增液汤合生脉饮加石斛等药。饮一溲二多为肾阴亏损之症，宜用汁多腻补之品，如黄精、玉竹、山萸肉、枸杞子、肉苁蓉、菟丝子、续断、熟地之类。至于补肾阳之药，如巴戟天、补骨脂、干姜、附片等药慎勿轻用，但属于阴寒证者，则用肉桂、附片、青娥丸等，方能奏效。然必须辨证准确，用之始当，以其属于阴寒之病例较少。

4. 章真如　章真如认为消渴的病因是饮食劳倦，病机是阴虚燥热，终致气阴两虚，病变部位主要在肺、脾（胃）、肾，亦可涉及心、肝两脏，尤以肝肾阴虚、肾精衰竭为多见。据糖尿病发病过程，章真如订立4项法则：既消又渴，法则养阴，自拟养阴润燥汤（二地、二冬、石斛、天花粉、沙参、玉竹、地骨皮、山药、黄精、枸杞）；不消不渴，重在益气，自拟益气扶元汤（黄芪、党参、白术、茯苓、炙甘草、苍术、山药、黄精、枸杞、萸肉、白芍、何首乌）；渴而不消，气阴兼治，治用益气养阴汤（黄芪、党参、山药、黄精、石斛、天花粉、生地、麦冬、生龙骨、生牡蛎、萸肉）；消而不渴，补肾求本，方用加味金匮肾气丸（肉桂、附片、熟地、山药、萸肉、泽泻、丹皮、茯苓、黄芪、苍术、枸杞、淡苁蓉)。

七、按 语

1. 糖尿病患者如突然出现口渴难忍的状况，可能与血糖控制不良有关，应及时监测血糖情况。

2. 糖尿病中寒、热、虚、实、瘀、湿等多种原因均可导致口渴，临床症状还表现为寒热错杂、虚实夹杂，故应详细辨证。

（执笔人：章亭）

参 考 文 献

1. 张延群，和贵章，韩清等. 2080 例糖尿病患者临床症状谱的流行病学调查研究 [J]. 新中医，2004，36（11）：42-43.

2. 胡绍文，郭瑞林. 实用糖尿病学 [M]. 北京：人民军医出版社，2000：36.

3. 张孝，宋桂英. 任继学教授治疗消渴病经验拾萃 [J]. 长春中医学院学报，1994，10（2）：10.

4. 刘立昌，桑树贤. 桑景武运用真武汤治疗消渴病的经验 [J]. 吉林中医药，1991，11（3）：11.

5. 单书健，陈子华. 古今名医临证金鉴·消渴卷 [M]. 北京：中国中医药出版社，1999：108-112.

6. 章向明. 章真如治疗糖尿病的经验 [J]. 江西中医药，1994，25（5）：5-6.

自汗、盗汗

一、糖尿病伴自汗盗汗的定义

自汗、盗汗是糖尿病患者出现异常汗出的一类临床症状。自汗指不因劳累、炎热、衣着过暖、服用发汗药等因素而时时汗出，动辄益甚的汗出异常症状。盗汗指入睡时汗出，醒后汗止的汗出异常症状。现代医学称为多汗症。

轻度自汗、盗汗对身体损伤不太大，仅仅是给患者的生活带来不便，降低患者的生活质量；重度者随时间迁延常会使病情恶化，导致潜在性脱水或电解质紊乱。

二、现代医学对糖尿病伴自汗盗汗发病机制的认识

现代医学认为，汗腺分泌受交感神

经支配，多方面的原因使交感神经兴奋，释放乙酰胆碱刺激汗腺，使汗液分泌增多。

多汗症来自于神经冲动异常增加，临床上除糖尿病外常继发于多种疾病，包括：①内分泌疾病，如甲状腺功能亢进症、女性围绝经期及垂体功能减退等；②精神因素，如焦虑症及吸毒戒断症等；③肿瘤，如霍奇金淋巴瘤、肾上腺髓质瘤、中枢神经系统肿瘤及类癌等；④慢性感染性疾病，如结核、心内膜炎、变异型心绞痛；⑤发热性疾病；⑥其他疾病，如肢端肥大症。

糖尿病患者伴发的多汗症是糖尿病周围神经病变的一种，在糖尿病的早期就可发生。其发病机制主要是由于长期血糖控制不理想，引起轴突和施万细胞内部代谢异常及血管病变致供氧不足，引起交感神经兴奋性增高，汗腺分泌增加而出现特异性多汗。

三、中医对糖尿病伴自汗盗汗的认识

多汗症属中医学"汗证"范畴，其病因病机与糖尿病的病因病机同出一源，在糖尿病的各个阶段均可出现。多汗症多以虚证为主，因病日久，损伤脏腑，营卫不和，耗伤气阴，气血亏虚，阴阳失调，若伤于皮毛肌腠，则出现汗出异常，初期多为肺脾气虚，卫外不固，皮毛肌腠开合失司，汗出无时；肝气郁结，气机不畅，津液输布不畅，内停为湿，湿热搏结，郁遏阳气，开合失常可致汗出；随病情发展伤及肾阴，阴津亏损，虚热内生，迫津外泄；阴虚燥热日久，耗气伤阴，气虚则无力摄汗，阴虚则生内热而汗多。总之，本病是由阴阳、气血、津液以及脏腑功能失调，腠理开合失司导致津液外泄失常的病证。

汗出异常有虚实之分，但虚多实少，

自汗多为气虚，盗汗多为阴虚。实证者，多由肝火或湿热郁蒸所致。虚实之间可兼夹或相互转化，如邪热郁蒸，久则伤阴耗气，转为虚证；虚证亦可兼有火旺或湿热。临床上，本病需与脱汗、战汗及黄汗相鉴别。

四、糖尿病伴自汗盗汗的中医辨证分型治疗

1. 营卫不和证

症见：时自汗出，周身汗出或以头部、胸部汗出为主，或仅头部汗出，可兼见肢体酸楚或身体微热，舌质淡，苔薄白，脉浮缓。

治法：调和营卫。

代表方：桂枝汤（《伤寒论》）加减。

主要药物：桂枝9g，白芍9g，炙甘草6g，生姜9g，大枣3枚。

诊治要点：糖尿病病后体虚，表虚卫弱，外受风邪，营卫失和，治以调和营卫

为主，气虚甚者可加党参、白术健脾补肺。

2. 卫表不固证

症见：汗出恶风，活动后加重，易于感冒，神疲乏力，面色少华，舌质淡，苔薄白，脉弱。

治法：益气固表止汗。

代表方：玉屏风散（《世医得效方》）加减。

主要药物：黄芪 30g，防风 15g，白术 10g。

中成药：玉屏风颗粒，每次 1 包，每日 3 次。

诊治要点：糖尿病久病耗伤肺气，表虚不固，腠理开泄而致多汗。本证以益气固表为主，汗多可加煅龙骨、煅牡蛎固涩敛汗。

3. 阴虚火旺证

症见：夜寐盗汗，或有自汗，五心烦热，腰膝酸软，口干不多饮，或兼午后潮热，两颧色红，口渴，舌红少苔，脉细数。

治法：滋阴降火。

代表方：当归六黄汤（《兰室秘藏》）加减。

主要药物：当归、生地黄、熟地黄、黄芩、黄柏、黄连各6g，黄芪12g。

中成药：当归六黄散，每次9g，每日2～3次，温开水冲服。

诊治要点：本证为阴精耗伤，虚火内生，阴津不能自藏而汗泄，以滋阴为主，潮热甚者加用秦艽、地骨皮、白薇退虚热。

4. 湿热蕴蒸证

症见：头部蒸蒸汗出，口腻口渴，身热不扬，身体困重，舌红，苔黄腻，脉濡数或滑数。

治法：清热化湿。

代表方：三仁汤（《温病条辨》）加减。

主要药物：杏仁15g，白蔻仁6g，薏苡仁18g，厚朴6g，半夏15g，通草6g，滑石 18g，竹叶 6g。

中成药：三仁合剂，每次 20～30ml，每日 3 次。

诊治要点：本方适用于身体肥胖的糖尿病患者，湿热内蕴，里热较甚，小便短赤者，加茵陈清解郁热。

5. 肺胃热盛证

主症：多饮多食或兼烦热，进餐时头面手足汗出蒸蒸，恶热喜冷，口渴喜冷饮，烦躁不宁，小便黄赤，大便干结，舌质红，苔黄而干，脉滑数或虚数。

治法：清泄肺胃。

代表方：白虎加人参汤（《伤寒论》）加减。

主要药物：知母 15g，生石膏 30g，甘草 10g，粳米 10g，人参 10g。

中成药：白虎合剂，每次 20～30ml，每日 3 次。

诊治要点：糖尿病患者本以阴液亏损为本，此类患者热盛导致气津两伤，应当适当加用西洋参、麦冬、芦根益气养阴。

由于自汗、盗汗均以腠理不固、津液外泄为共同病变，故可酌加麻黄根、浮小麦、糯稻根、五味子、牡蛎等固涩敛汗之品，以增强止汗的功能。

附：糖尿病伴自汗盗汗辨证论治一览表

证型	辨证要点	方药
营卫不和	全身或局部汗出，周身酸楚，苔薄白，脉浮缓	桂枝汤加减（桂枝 9g，白芍 9g，炙甘草 6g，生姜 9g，大枣 3 枚）
卫表不固	恶风乏力，面色少华，苔薄白，脉细弱	玉屏风散加减（黄芪 30g，防风 15g，白术 10g）
阴虚火旺	五心烦热，口干不多饮，舌红少苔，脉细数	当归六黄汤加减（当归、生地黄、熟地黄、黄芩、黄柏、黄连各 6g，黄芪 12g）
湿热蕴蒸	汗出热不退，口干不欲饮，舌红，苔黄腻	三仁汤加减（杏仁 15g，白蔻仁 6g，薏苡仁 18g，厚朴 6g，半夏 15g，通草 6g，滑石 18g，竹叶 6g）
肺胃热盛	多饮多食，恶热喜冷饮，舌红，苔黄干	白虎加人参汤加减（知母 15g，生石膏 30g，甘草 10g，粳米 10g，人参 10g）

五、糖尿病伴自汗盗汗的
其他中医疗法

1. 穴位敷贴

（1）煅牡蛎、五倍子、郁金各等份，焙焦研成细末。取药粉 10g，以洁净纱布将药粉双层包裹成团，并用细线把口扎紧，装入密封的瓶子中备用。每次取药团 1 个，先用米醋调和如糊状，填满脐眼，外用胶布固定。2 天后揭去药饼，休息 1 天，再填第 2 次，连续 4 次为 1 个疗程。

（2）轻粉方：川芎、藁本、白芷各 30g，米粉 50g。上药为末，用绢袋包裹，将皮肤擦干后，将此粉适量扑于汗出较多的体表，用于汗出过多者。

（3）红粉方：麻黄根、煅牡蛎各 30g，煅赤石脂、煅龙骨各 15g。上药为末，用绢袋包裹，将皮肤擦干后，将此粉适量扑于汗出较多的体表，用于自汗过多者。

2. 药膳

（1）黄芪粥：黄芪 20g，粳米 50g，黄芪煎汁，用汁煮米为粥温服。具有补气升阳、固表止汗之功，适用于气虚型汗证者。

（2）参苓粥：人参 10g，白茯苓 20g，生姜 10g，粳米 100g，食盐及味精适量。先将人参、茯苓、生姜加适量水煎熬后，去渣取汁待用，然后将粳米淘洗干净，下入药汁后用小火煮粥，煮至粥熟时加入食盐、味精调匀。空腹分 2 次食用，每天 1 剂。具有补中益气、敛阴止汗之功，适宜于气虚型汗证者。

（3）泥鳅汤：泥鳅 120g，热水洗去黏液，剖腹去除肠脏，用油煎至金黄色，加水 2 碗煮至半碗，放入精盐少许调味，饮汤吃肉，每日 1 次。具有补气益阴之效，适用于气阴两虚型汗证者。

（4）糯米煲猪肚：糯米 500g，猪肚 1 个，把米放入猪肚内，用线结扎，加水适量，共煲 1 小时，调味后喝汤，再将糯米晒干捣碎，分10次煮粥食用，每日1次。具有补中益气、敛阴止汗之效，适用于气阴两虚型汗证者。

（5）黑豆浮麦汤：黑豆50g，浮小麦30g，莲米15g，红枣10枚。先将黑豆、浮小麦分别淘洗干净，共放锅内加水适量，用小火煮至黑豆熟透，去渣取汁，然后用上述药汁煮洗净的莲米和红枣，煮至莲米烂熟起锅后即可食用。每天1剂，分2次吃完。具有益气滋阴之效，适宜于阴虚盗汗者。

（6）芪枣五味粥：黄芪15g，五味子10g，淮小麦30g，大枣10枚，糯米50g。将大枣洗净后用刀劈开，与以上前3味药用文火煎浓汤，去渣留汁，糯米煮粥至七成熟时放入前汁共煮。每次一小碗，每日1~2次。具有补气养血、敛汗止汗之功，适用于气血两虚型汗证者。

（7）太子参当归猪心汤：猪心1个，当归10g，太子参30g。太子参与当归煎浓汤去渣取汁，将猪心切成3片与前药汁共煎煮熟。吃猪心喝汤，每日 1～2 次。具有补气养血、宁心止汗之功，适用于气血不足型汗证者。

（8）百合莲子汤：百合 20g，莲子 30g。先将百合、莲子洗净，放入锅内加适量水，用小火慢炖百合、莲子至烂熟，即可食用。每天 1 次，连服数天。具有滋阴敛汗之效，适宜于阴虚型汗证。

（9）小麦瘦肉汤：小麦 100g，瘦猪肉 100g，加水适量煮至小麦熟透，盐调味，一天内分 2 次食用。具有补益气血、止汗解烦之效，适用于气血不足型汗证者。

（10）生地黄鸡：生地黄 150g，乌骨鸡 1 只。生地黄切碎，放入鸡腹内蒸熟即成。具有滋阴凉血、补虚止汗之功，适用于阴虚火旺型汗证者。

（11）瓜蒌大蒜煎：取大蒜、瓜蒌各 1 个，先将大蒜捣烂，再与瓜蒌同煎，每日 1～2 次。本方滋阴清热，可治阴虚火旺型汗证者。

（12）韭菜炒鲜虾：韭菜 150g，鲜虾 250g（去壳），加油急火共炒，熟后，加盐调味食用，每日 1 次。具有补虚助阳、固泄止汗之效，适用于盗汗日久，阴损及阳者。

（13）豆豉酒：豆豉 250g，米酒 1000g，先把豆豉炒香，放入米酒中浸泡 3～5天后饮用，每次 2 汤匙，每日 2 次。具有和血益气、解热除烦之效，适用于邪热郁蒸型汗证者。

（14）肺胃热盛型汗证者，可选苦瓜、黄瓜、芹菜、西瓜皮做菜或炖汤，作为辅食，可清肺胃之热。

（15）除了糖尿病饮食外，根据不同体质类型选用相应食物。如气虚者，服用山药、洋葱、粳米、生姜、小麦、胡萝卜、香菇、大枣等；阴虚者，服用枸杞、百合、银耳、糯米、蜂蜜、甲鱼、蟹肉等养阴之品；瘀血体质者，服用黑木耳、核桃、白萝卜、山楂、韭菜等活血化瘀食物。

3. 代茶饮

（1）黄芪红枣汤：黄芪 6g，红枣 1 枚，沸水冲泡代茶饮。具有益气固表止汗之效，适用于气虚型汗证者。

（2）黑豆小麦饮：黑豆 15g，浮小麦 15g，熬取二物汁液 200ml，每次服 10ml 左右。具有祛风敛汗之效，适用于气虚型汗证者。

（3）小麦山药饮：浮小麦 30g，山药 30g，浮小麦以布袋包，与山药同加水煎汤，代茶饮。具有滋阴益气之功，适用于气阴两虚型汗证者。

（4）红枣乌梅汤：红枣 2 枚切片，乌梅 3 枚，沸水冲泡代茶饮。具有益气敛阴止汗之效，适用于表虚不固型汗证者。

（5）乌梅红枣小麦饮：乌梅 6g，红枣 3 枚，浮小麦 6g，煎汤代茶饮。具有滋阴降火止汗之效，适用于阴虚火旺型汗证者。

（6）浮小麦枣饮：浮小麦 30g，红枣 2 枚，加水煮汤饮用。每日 1 次，连服 10

天。具有益阴、除烦、敛汗之效，适用于阴虚火旺型汗证者。

（7）浮小麦饮：浮小麦20g，糯稻根15g，大枣2枚，水煎代茶饮。每日1剂。具有养心益气、除烦止汗之效，适用于心血不足型汗证者。

（8）桑椹五味饮：桑椹子6g，五味子5g，糯稻根6g，用沸水沏代茶饮，每日1次。具有益气养阴、生津止汗之效，适用于气阴两虚型汗证者。

（9）乌梅黑豆汤：乌梅15g，黑豆30g，淮小麦50g。将以上原料加清水煎浓汤，去渣取汁，喝汤，每日1~2次。具有宁心安神、敛汗止汗之功，适用于心血不足型汗证者。

六、按 语

1. 应注意避免过度劳倦，生活起居要有规律，避免熬夜、睡眠不足，保持情志舒畅，勿忧思恼怒。

2. 注意劳逸结合，勤洗澡，更换衣被，保持身体清洁，注意体育锻炼，增强体质。

3. 凡辛辣刺激动火之物，如姜、葱、蒜、韭、茶、辣椒、烟、酒之类，应尽少食用。

4. 多吃鲜蔬菜、水果和富含维生素、蛋白质、铁质的豆类。每天多饮水，适当加盐，保持体内正常液体量和电解质平衡。

5. 多种继发性多汗症只要及时治疗原发性疾病即可汗止，如低血糖、低钙血症、甲状腺功能亢进症、结核等，必要时行血糖、血钙、甲状腺功能、胸片等相关检查排除。

6. 糖尿病合并结核病（尤其是肺结核）临床患病率高，其中肺结核常起病隐匿、慢性经过。由于糖尿病患者细胞免疫功能下降，结核菌素试验阳性率不高，血沉可正常，应定期行痰涂片找抗酸杆菌、胸片或 CT 检查，必要时进一步行痰结核菌培养、聚合酶链式反应（PCR）和探针检测、γ-干扰素释放试验等。

(执笔人：郭南京)

参 考 文 献

1. 李显筑，郭力，王丹，等. 糖尿病泌汗异常中医诊疗标准 [J]. 世界中西医结合杂志，2011，6（3）：274-276.

2. 周仲瑛. 中医内科学 [M]. 北京：中国中医药出版社，2005.

3. 廖二元，莫朝晖. 内分泌学 [M]. 第 2 版. 北京：人民卫生出版社，2007.

4. 郝孟辉. 多汗症的病因及治疗进展 [J]. 中国煤炭工业医学杂志，2008，11（7）：1120-1122.

5. 钱志辉. 中西医结合治疗糖尿病多汗症临床疗效观察 [J]. 成都中医药大学学报，2014，37（2）：61-63.

6. 陈衍智，李萍萍. 多汗症的中医治疗 [J]. 中医药临床杂志，2007，19（2）：203-205.

7. 谈多刚. 盗汗食疗验方集锦 [J]. 药膳食疗，2004（11）：36.

8. 严君. 夏季体虚多汗者的药膳调治 [J]. 食品与保健，2005（7）：21.

9. 王志强. 庞国明教授辨治盗汗经验 [J]. 中华中医药杂志，2010，25（11）：1814-1815.

疲　乏

一、糖尿病性疲乏的定义

糖尿病引起的疲乏指糖尿病患者出现全身肌肉关节酸软无力、疲劳感、不能适应原来的生活和工作，是一种主观的不适感觉。

二、现代医学对糖尿病性疲乏发病机制的认识

1. **长期高血糖**　长期高血糖导致葡萄糖氧化分解利用减少，使机体无法获得所需的能量。

2. **神经肌肉功能障碍**　长期高血糖对自主神经造成严重损害，使支配肌肉的神经产生功能障碍。

3. 电解质紊乱 多尿导致脱水及电解质丢失，特别是钾离子丢失，造成肌肉乏力。

本病诊断时应区分生理性疲乏和病理性疲乏，对病理性疲乏与甲状腺功能亢进、甲状腺功能减退、肾上腺皮质功能减退、库欣综合征、低钾血症、低钠血症、高钙血症、低血糖、重症肌无力、脑血管后遗症、多发性肌病、外伤后综合征、贫血、低氧血症、酒精中毒、尿毒症、肝功能障碍、感冒、恶性肿瘤和长期服用安眠药等引起的疲乏相鉴别。

三、中医对糖尿病性疲乏的认识

糖尿病引起的疲乏可归属于中医"虚劳"的范畴。糖尿病日久，迁延失治，耗气伤阴，引起脏腑气血阴阳的亏虚，可发展为虚劳。

四、糖尿病性疲乏的中医辨证分型治疗

1. 气阴两虚证

症见：倦怠乏力，气短懒言，五心烦热，溲赤便秘，舌红少津，苔薄或花剥，脉细数无力。

治法：益气养阴。

代表方：七味白术散（《小儿药证直诀》）加减。

主要药物：黄芪 15g，党参 6g，白术 12g，茯苓 12g，怀山药 15g，木香 6g，藿香 12g，葛根 15g，天冬 10g，麦冬 10g，甘草 3g。

中成药：生脉饮口服液，每次 10ml，每日 3 次。

诊治要点：糖尿病早期，气阴亏虚，临床上以虚证为主要表现。此方用于气阴两虚证患者，兼有阳胜之象者慎用。

2. 气血亏虚证

症见：疲乏无力，动则加剧，面色苍白，唇甲无华，心悸失眠，神疲懒言，饮食减少，舌质淡，脉细弱。

治法：补养气血，健运脾胃。

代表方：八珍汤（《正体类要》）加减。

主要药物：党参10g，白术10g，茯苓8g，黄芪20g，当归10g，川芎8g，白芍10g，熟地15g，大枣5枚。

中成药：八珍丸，每次1丸，每日2次。

诊治要点：糖尿病中期，耗伤气血，气血不足，临床上以气血亏虚为主要表现。

3. 肾阴亏虚证

症见：疲乏无力，腰膝酸软，头晕耳鸣，口干唇燥，皮肤干燥，瘙痒，舌红苔少，脉细数。

治法：滋阴固肾。

代表方：六味地黄丸（《小儿药证直诀》）加减。

主要药物：熟地 20g，山萸肉 12g，枸杞子 12g，怀山药 12g，茯苓 9g，泽泻 9g，丹皮 9g。

中成药：六味地黄丸，每次 6g，每日 2 次。

诊治要点：糖尿病阴津亏损，久病累及肾阴，临床上以阴虚为主要表现。此方用于阴虚证患者，阳虚者慎用。

4. 阴阳两虚证

症见：疲乏，面容憔悴，耳轮干枯，腰膝酸冷，四肢欠温，畏寒肢冷，舌苔淡白而干，脉沉细无力。

治法：滋阴温阳，补肾固摄。

代表方：金匮肾气丸（《金匮要略》）加减。

主要药物：熟地 24g，山茱萸 12g，枸杞子 12g，怀山药 12g，茯苓 9g，泽泻 9g，丹皮 9g，肉桂 6g，附子 6g。

中成药：金匮肾气丸，每次 5g，每日 2 次。

诊治要点：糖尿病后期，阴阳俱损，

临床上以虚证为主要表现。此方用于虚证
患者，对于夹火热之象患者慎用。

附：糖尿病性疲乏辨证论治一览表

分型	辨证要点	方药
气阴两虚	乏力，烦热，舌红，苔花剥	七味白术散加减（黄芪15g，党参6g，白术12g，茯苓12g，怀山药15g，木香6g，藿香12g，葛根15g，天冬10g，麦冬10g，甘草3g）
气血亏虚	疲乏，面色苍白，唇甲无华，舌淡，脉细弱	八珍汤加减（党参10g，白术10g，茯苓8g，黄芪20g，当归10g，川芎8g，白芍10g，熟地15g，大枣5枚）
肾阴亏虚	乏力，腰膝酸软，舌红苔少，脉细数	六味地黄丸加减（熟地20g，山萸肉12g，枸杞子12g，怀山药12g，茯苓9g，泽泻9g，丹皮9g）
阴阳两虚	疲倦，腰膝酸冷，肢冷，舌淡苔白，脉沉细无力	金匮肾气丸加减（熟地24g，山萸萸12g，枸杞子12g，怀山药12g，茯苓9g，泽泻9g，丹皮9g，肉桂6g，附子6g）

五、糖尿病性疲乏的其他中医疗法

1. 刮痧　用刮痧板从前发际线至后发际线用中等力度刮痧 20～30 次，每天 1～3 次（注意血糖情况，避免皮肤擦伤）

2. 穴位贴敷　取脾俞、足三里、关元、百会等穴，用王不留行外压，以胶布固定，每隔 3 日更换 1 次。

3. 药膳　煲汤方：黄芪 20g，党参 15g，黄精 15g，莲子 15g，芡实 10g，枸杞子 10g，玉竹 10g，槐花 10g，麦冬 10g，红枣 6g，山药 10g，当归 6g。上药纱布包裹，加入煲汤，每周 2～3 次。

4. 代茶饮

（1）气阴两虚证：生黄芪、黄精、太子参、生地各 5g，沸水冲泡代茶饮。

（2）气血亏虚证：黄芪 5g，大枣 5g，沸水冲泡代茶饮。

（3）肾阴亏虚证：生地、枸杞子、

山萸肉、芡实各 5g，水煎服，代茶饮。

（4）阴阳两虚证：熟地、枸杞子、山茱萸、肉苁蓉、杜仲各 5g，生姜 2 片，水煎服，代茶饮。

六、按　语

1. **恶性肿瘤引起的疲乏**　近年来恶性肿瘤的发病率增高。研究表明，恶性肿瘤和糖尿病存在一定的相关性。早期恶性肿瘤常无典型临床表现，疲乏无力是恶性肿瘤的非特异性"报警症状"之一，临床上应详细询问病史、体检患者，特别对合并近期消瘦者应加以重视，不失时机地行肿瘤标志物、CT 或 MRI 检查予以排除。

2. **糖尿病引起的疲乏**　大多数情况下是一种慢性症状，所以应重视调整合理的饮食结构，保证充足的睡眠，并根据自己体力的情况，适当参加户外运动，如散步、功法锻炼等，但贵在坚持。推荐使用

药膳和代茶饮等简便效廉并可长期坚持的
治疗方法。

（执笔人：王琼瑜）

参 考 文 献

1. 薛晓琳，王天芳，于春光，等. 疲劳自评量表的信、
   效度评价［J］. 中国中西医结合杂志，2008，28
   （6）：550-554.

2. 周仲瑛. 中医内科学［M］. 北京：中国中医药出版
   社，2007：428-439.

3. 朱国苗. 慢性疲劳综合征的发病机制与推拿干预研
   究进展［J］. 上海中医药杂志，2006，40（11）：
   74-75.

消 瘦

一、糖尿病性消瘦的定义

消瘦指人体内的肌肉、脂肪含量过低。目前，临床上常用来判定消瘦的参照依据如下：

1. **标准体重法** 标准体重法是指根据身高用公式算出：男性标准体重 = ［身高（cm）－100］×0.9，女性标准体重 = ［身高（cm）－100］×0.85。如实测体重低于标准体重10%者，即为消瘦。

2. **体质指数法** 体质指数（BMI）亦称体重指数，常用来对成人体重过轻、超重和肥胖的分类。公式：BMI = 体重（kg）/身高（m）^{2}。如 BMI 值 < 18.5kg/m^2，则提示为消瘦。

糖尿病性消瘦是指由于患糖尿病导致

的消瘦，需排除其他疾病所致的消瘦。

二、现代医学对糖尿病性消瘦
发病机制的认识

消瘦的原因常见为：①神经内分泌疾病，如甲状腺功能亢进、糖尿病、慢性肾上腺皮质功能减退症、垂体前叶功能减退症等。②慢性消耗性疾病，如慢性活动性感染（结核病、血吸虫病、慢性痢疾等）；恶性肿瘤，尤以胃癌、原发性肝癌者消瘦明显；血液病（如淋巴瘤）。③消化与吸收障碍所致疾病，如消化道炎症、肠道吸收不良、慢性肝炎、肝硬化、慢性胰腺疾病，特别是胰腺癌（胰腺癌常以消瘦作为主要症状而就诊）。④药物因素所致的消瘦。⑤神经、精神性疾病，如神经性厌食、忧郁症等。

糖尿病患者消瘦的原因：①饮食控制过严，热量摄入不足。部分患者对糖尿病认识不足，恐惧高血糖，为避免血糖升高，主观上严格限制食物摄入量，时间一长，容易导致消瘦。②食欲差，摄食量不足。部分患者，由于年龄增大或者长期慢性疾病困扰，消化吸收功能退化，导致食欲差，长期摄食量不足，故而消瘦。③血糖高导致消瘦。由于胰岛素的绝对或相对不足，严重影响糖、脂肪和蛋白质的代谢，表现为：葡萄糖的利用减少，糖原合成降低，糖异生增加；脂肪合成减少，脂肪大量分解；肌肉及肝的蛋白质合成不足，而分解增多，呈负氮平衡；加上尿糖增多，渗透性利尿，使大量水分从尿中排出，失水等诸多原因导致消瘦。④长期使用了可能导致消瘦的降糖药物，如二甲双胍、DPP-4 抑制剂、GLP-1 类药物等。

消瘦者不仅容易疲倦、体力差，而且抵抗力低、免疫力差、耐寒抗病能力弱，易患多种疾病。

三、中医对糖尿病性消瘦的认识

糖尿病性消瘦属中医"消渴"范畴。其病因病机主要在于饮食不节，积热伤津；情志失调，化热伤阴；禀赋不足，五脏柔弱；房劳过度，肾精亏损。阴津亏损，燥热偏盛，而以阴虚为本，燥热为标，两者互为因果，阴愈虚则燥热愈盛，燥热愈盛则阴愈虚。一般认为发病与五脏均有关，但主要集中在肺、胃、肾，尤以肾为关键。

四、糖尿病性消瘦的中医辨证分型治疗

1. 胃热炽盛证

症见：多食易饥，口渴，尿多，形体消瘦，大便干燥，苔黄，脉实有力。

治法：清胃泻火，养阴增液。

代表方：玉女煎（《景岳全书》）

加减。

主要药物：生石膏 20g，知母 10g，黄连 3g，栀子 10g，玄参 10g，生地黄 20g，麦冬 10g，川牛膝 10g。

诊治要点：此证是少阴不足，阳明有余所致。本方是治疗胃火炽盛、肾水不足的代表方，治疗上清胃热兼滋肾阴。便溏者不宜使用。

2. 气阴两虚证

症见：口渴引饮，能食与便溏并见，或饮食减少，精神不振，四肢乏力，体瘦，舌质淡红，苔白而干，脉弱。

治法：益气健脾，生津止渴。

代表方：七味白术散（《小儿药证直诀》）加减。

主要药物：黄芪 10g，党参 10g，白术 10g，茯苓 15g，怀山药 15g，甘草 6g，木香 3g，藿香 8g，葛根 15g，天冬 15g，麦冬 15g。

诊治要点：此方为治疗脾胃病的代表方剂，主治脾虚夹湿。治疗方面应消补兼施，补脾在于健运而非壅补，故不宜大剂量补益之品。

3. 阴阳两虚证

症见：小便频数，混浊如膏，甚至饮一溲一，面容憔悴，耳轮干枯，腰膝酸软，四肢欠温，畏寒肢冷，阳痿或月经不调，舌淡，苔白而干，脉沉细无力。

治法：滋阴温阳，补肾固涩。

代表方：金匮肾气丸（《金匮要略》）加减。

主要药物：熟地黄20g，山萸肉10g，枸杞子10g，五味子10g，怀山药15g，茯苓15g，附子10g，肉桂5g。

中成药：金匮肾气丸，每次1丸，每日2次。

诊治要点：糖尿病患者，病程日久，迁延难愈，阴损及阳，肾虚水液运化失常，可见肾虚水肿，故予温补肾阴肾阳，兼顾化气行水。

附：糖尿病性消瘦辨证论治一览表

分型	辨证要点	方药
胃热炽盛	消瘦，饥饿，口渴，苔黄燥	玉女煎加减（生石膏20g，知母10g，黄连3g，栀子10g，玄参10g，生地黄20g，麦冬10g，川牛膝10g）
气阴两虚	消瘦，口渴，疲乏，脉弱	七味白术散加减（黄芪10g，党参10g，白术10g，茯苓15g，怀山药15g，甘草6g，木香3g，藿香8g，葛根15g，天冬15g，麦冬15g）
阴阳两虚	消瘦、多尿，耳轮干枯，畏寒肢冷，舌淡	金匮肾气丸加减（熟地黄20g，山萸肉10g，枸杞子10g，五味子10g，怀山药15g，茯苓15g，附子10g，肉桂5g）

五、糖尿病性消瘦的其他中医疗法

1. 穴位按摩 直接按摩、刺激穴位，可以协助起到强身健体、丰盈体态的目的。可取足三里、关元、内关、合谷、涌泉、百会等进行按摩，早晚各 1 次，每次约 5 分钟，以局部穴位酸、麻、胀为度。

2. 药膳

（1）参芪炖鸡：党参 30g、黄芪 30g、母鸡肉 150g、红枣 5 枚、生姜 3 片，放入碗内加水适量盖严，隔水炖 2 小时，加盐、味精调味，吃肉饮汤。适用于形体消瘦，气短、自汗、易感冒者。

（2）当归生姜羊肉汤：当归 30g，生姜 15g，羊肉 150g，加水适量，煮至羊肉烂为止，加盐等调味，吃肉饮汤。适用于形体消瘦，面色不华，头晕目眩，心悸失眠，肢体麻木，怕冷者。

（3）甲鱼骨髓汤：甲鱼 1 只（去内脏及爪），猪脊髓 150g，生姜 3 片，一起放入锅内，加水适量，先用旺火煮沸，再用文火煮烂为止，加盐等调味，吃肉饮汤。适用于形体消瘦，五心烦热，腰酸遗精，两足痿弱，口干咽痛者。

3. 代茶饮

（1）胃热炽盛证：天花粉 5g，玄参 5g，麦冬 5g，蒲公英 5g，沸水冲泡代茶饮。

（2）气阴两虚证：黄芪 5g，玄参 5g，麦冬 5g，党参 5g，黄精 5g，沸水冲泡代茶饮。

（3）阴阳两虚证：桂枝 5g，黄芪 5g，干姜 2 片，枸杞子 5g，沸水冲泡代茶饮。

六、按　语

1. 少量多餐，保证设计的膳食量能够充分摄入。

2. 监测体重，一旦体重恢复至正常应调整饮食至正常水平，不要导致体重超重而矫枉过正。

3. 同医生一起检查治疗药物是否合适，应及时调整药物。

4. 筛查其他容易导致消瘦的器质性疾病。

5. 补充充足的维生素和铁质，动物类食品与植物类食品同时选用，可促进铁质的吸收利用。

6. 要分清目前的体重是保持稳定还是仍持续下降，因为长期血糖控制不良或其他消耗性疾病如结核病、贫血等都会导致体重下降，血糖控制好以后体重就会保持稳定。

7. 在增加热量摄入的同时，还要增加一定量的优质蛋白质。热能可以按照 125.6～146.5 千焦（30～35 千卡）／千克体重，蛋白质按 1.2～1.5 克/千克体重的比例给予。适当增加瘦肉类、鸡、禽蛋、奶制品、豆制品等食物。但同时要避免摄入过多的脂肪。

8. 胸怀宽阔，乐观豁达，笑口常开，则有利于神经系统和内分泌激素对各器官的调节，能增进食欲，增强胃肠道的消化吸收功能。笑能消除精神紧张，清醒头脑，消除疲劳，促进睡眠，且能改善急躁、焦虑等不利情绪，达到乐而忘忧的健康状态。

9. 容易引起消瘦的常见降糖药有二甲双胍、艾塞那肽、利拉鲁肽。另外，甲状腺素、泻药等也易造成消瘦。

总之，科学的行为生活方式，合理的膳食结构，丰富的营养物质，对于消瘦者，有助于达到丰腴、健康的目的。

（执笔人：余亚信）

参 考 文 献

1. 傅祖植. 开展与肥胖症相关课题的研究是新世纪的迫切任务 [J]. 中华内分泌代谢杂志，2000，16（2）：65.

2. 中华医学会糖尿病分会. 中国 2 型糖尿病防治指南（2013 年版）[J]. 中华糖尿病杂志，2014，22（8）：2-42.

3. 马方，纪立农. 中国糖尿病医学营养治疗指南 [M]. 北京：人民军医出版社，2011：42.

4. 陈灏珠，林果为，王吉耀. 实用内科学 [M]. 第 14 版. 北京：人民卫生出版社，2013：882-887.

5. 周仲瑛. 中医内科学 [M]. 第 2 版. 北京：中国中医药出版社，2008：428-439.

肥　胖

一、糖尿病伴肥胖的定义

肥胖症是机体脂肪含量过多或分布异常所造成的一种病态表现。中心性（腹型）肥胖与胰岛素抵抗、2 型糖尿病的发生关系密切。大部分 2 型糖尿病患者伴有不同程度的肥胖，减肥（尤其减少腹部脂肪堆积）能改善胰岛素抵抗，从而降低血糖。中国肥胖工作组推荐的诊断标准：BMI（体重指数）= 体重（kg）/身高（m）^{2}。超重：BMI ≥ 24kg/m^2；肥胖：BMI ≥ 28kg/m^2。中心性肥胖：腰围男性 ≥ 90cm，女性 ≥ 85cm。

二、现代医学对糖尿病伴肥胖 发病机制的认识

肥胖的发生与遗传、饮食生活习惯、内分泌代谢紊乱有关。肥胖发展为 2 型糖尿病的机制尚未完全明确，普遍认为由于体脂的堆积，造成胰岛素抵抗和高胰岛素血症，肌肉和其他组织对葡萄糖的利用降低，最后发展为 2 型糖尿病。考虑可能的发病机制有：①脂肪细胞分泌的炎症细胞因子参与了胰岛素抵抗的发生和发展。②中心性肥胖可导致血浆游离脂肪酸的升高，而致肝糖异生的增加。另一方面，临床常用的一些降糖药物如磺脲类、格列奈类和胰岛素可增加患者的体重。

鉴别诊断：继发性肥胖：①下丘脑性肥胖；②甲状腺功能减退症导致的黏液性水肿；③肾上腺皮质功能亢进症引起的皮质醇增多症；④性腺功能减退症引起的肥胖，如绝经期肥胖及多囊卵巢综合征引起

的肥胖。

三、中医对糖尿病伴肥胖的认识

中医认为，肥胖发生的原因与"湿、痰、虚"有关，肥人多痰、多湿、多虚，肥胖病多是本虚标实之证。本虚以气虚为主，可兼有阳虚；标实以膏脂、痰浊为主，常兼有水湿、气滞、血瘀。2 型糖尿病伴肥胖患者早期多以实证为主，常见食欲亢进、腹满面红、口干便秘等胃热炽盛表现，或是体胖困重、胸闷痰多、头晕目眩等痰湿内蕴征象。而中后期多有乏力困重、肢寒浮肿等脾肾阳虚的表现。而肝郁气滞常兼夹在各型之中，随着病情发展而成气滞血瘀。

四、糖尿病伴肥胖的中医辨证
分型治疗

1. 胃热炽盛证

症见：肥胖壮实，食欲亢进，腹满面

红，口干口苦，多伴便秘，舌红苔黄腻，脉弦滑。多见于2型糖尿病早期青中年肥胖患者。

治法：清胃泻火，通腑消导。

代表方：小承气汤（《伤寒论》）合保和丸（《丹溪心法》）加减。

主要药物：大黄10g，连翘10g，枳实10g，厚朴10g，山楂10g，神曲10g，陈皮10g，茯苓15g。

中成药：防风通圣丸，每次6g，每日2次。

诊治要点：胃热炽盛证多见于2型糖尿病早期青中年肥胖患者。腹型肥胖兼有胃热便秘、表里俱实者，也可选用防风通圣散。注意山楂等消食药用量不宜多，以免促进食欲。

2. 脾虚湿阻证

症见：肥胖臃肿，神疲乏力，身体困重，饮食如常，小便不利，腹泻或便秘，舌淡胖、边有齿印，苔薄白，脉濡细。

治法：健脾渗湿。

代表方：参苓白术散（《太平惠民合剂局方》）合防己黄芪汤（《金匮要略》）加减。

主要药物：党参 10g，黄芪 15g，茯苓 15g，白术 15g，防己 10g，扁豆 10g，薏苡仁 30g，莲子 10g，陈皮 10g，砂仁 6g，泽泻 10g，车前子 10g。

中成药：参苓白术散，每次 6～9g，每日 2～3 次。

诊治要点：脾虚湿阻证多见于体力活动较少的肥胖患者，以神疲乏力、舌淡胖、边有齿痕为特征。

3. 痰湿内蕴证

症见：体胖困重，胸闷痰多，头晕目眩，口干而不欲饮，舌淡苔白腻，脉滑。

治法：化痰利湿。

代表方：涤痰汤（《济生方》）加减。

主要药物：姜半夏 10g，制南星 10g，陈皮 10g，茯苓 15g，泽泻 15g，枳实 10g，冬瓜皮 10g，竹茹 10g，白术 15g，甘草 6g。

加减：如痰湿化热，症见心烦失眠、便秘口苦、舌红苔黄脉滑，可加浙贝母 10g、黄芩 10g、黄连 10g、瓜蒌 10g。

诊治要点：该型患者以体胖困重、胸闷痰多、舌淡苔白腻为特征。

4. 肝郁气滞证

症见：形体肥胖，胸胁胀闷，烦躁易怒，食欲亢进，月经不调，大便干结，舌紫黯苔白，脉弦。

治法：疏肝理气。

代表方：丹栀逍遥散（《内科摘要》）加减。

主要药物：牡丹皮 10g，柴胡 9g，栀子 9g，当归 9g，白芍 12g，白术 12g，茯苓 15g，薄荷 3g，桃仁 9g，红花 9g，川芎 9g，龙胆草 12g。

也可选用清降饮（翁维良经验方）：生大黄 10g，乳香 10g，川芎 12g，红花 12g。

中成药：丹栀逍遥丸，每次 6 ~ 9g，每日 2 次。

诊治要点：多见于情绪波动大的女性糖尿病伴肥胖患者。

5. 脾肾阳虚证

症见：形体肥胖，下肢浮肿，自汗气短，畏寒肢冷，舌淡胖，苔薄白，脉沉细。

治法：温补脾肾。

代表方：真武汤（《伤寒论》）合苓桂术甘汤（《金匮要略》）加减。

主要药物：制附子 10g，桂枝 10g，茯苓 15g，白术 15g，白芍 9g，甘草 6g，生姜 10g，泽泻 15g，猪苓 15g。

中成药：金匮肾气丸，每次 4 ~ 5g，每日 2 次。

诊治要点：多见于糖尿病中晚期伴肥胖的患者，此时病程日久，损及肾阳，故予温补为宜。

附：糖尿病伴肥胖的辨证论治一览表

分型	辨证要点	方药
胃热炽盛	肥胖壮实，口干口苦，腹胀便秘，舌红苔黄腻，脉弦滑	小承气汤合保和丸加减（大黄 10g，连翘 10g，枳实 10g，厚朴 10g，山楂 10g，神曲 10g，陈皮 10g，茯苓 15g）
脾虚湿阻	虚胖，乏力困重，腹泻或便秘，舌淡胖，苔白厚，脉濡细	参苓白术散合防己黄芪汤加减（党参 10g，黄芪 15g，茯苓 15g，白术 15g，防己 10g，扁豆 10g，薏苡仁 30g，莲子 10g，陈皮 10g，砂仁 6g，泽泻 10g，车前子 10g）
痰湿内蕴	体胖困重，胸闷痰多，舌淡苔白腻，脉滑	涤痰汤加减（姜半夏 10g，制南星 10g，陈皮 10g，茯苓 15g，泽泻 15g，枳实 10g，冬瓜皮 10g，竹茹 10g，白术 15g，甘草 6g）
肝郁气滞	体胖易怒，胸胁胀闷，月经不调，舌黯苔白，脉弦	丹栀逍遥散加减（牡丹皮 10g，柴胡 9g，栀子 9g，当归 9g，白芍 12g，白术 12g，茯苓 15g，薄荷 3g，

续表

分型	辨证要点	方药
肝郁气滞		桃仁 9g，红花 9g，川芎 9g，龙胆草 12g)
脾肾阳虚	虚胖浮肿，畏寒肢冷，舌淡胖，苔薄白，脉沉细	真武汤合苓桂术甘汤加减（制附子 10g，桂枝 10g，茯苓 15g，白术 15g，白芍 9g，甘草 6g，生姜 10g，泽泻 15g，猪苓 15g)

五、糖尿病伴肥胖的其他中医疗法

1. **针灸**　针刺或艾灸穴位可调节人体的饱食中枢，抑制亢盛的食欲，并可通过调节神经-内分泌功能，调整内分泌失调。同时，针刺可加强局部血液循环，动员脂肪分解，从而起到局部减肥的作用。但由于糖尿病患者糖、脂代谢紊乱，免疫力低下，容易诱发感染，且感染后不易愈合。因此，糖尿病伴肥胖患者如需针刺治疗，必须由正规医院针灸专科医生进行操作，严格进行皮肤消毒，使用一次性管针无菌操作。常用穴位：中脘、天枢、足三里、曲池、水分、丰隆、内庭、阴陵泉、气海。其中，气海用补法，足三里、阴陵泉平补平泻，其余穴位用泻法。

2. 腹部按摩　按摩可以提高皮肤的温度、消耗能量、促进血液循环，让多余的水分排出体外。在按摩时可搭配精油，促进肠蠕动效果更好。

（1）以肚脐为中心在腹部画一个问号，沿问号方向按摩，两侧各按摩30次。

（2）双手放在腹部，然后用指腹由胸骨下方部位沿直线向下腹部用力按摩，重复此动作30次。

（3）双手由胸骨下方沿着肋骨向身体外侧按摩，重复此动作30次。

3. 点穴法

穴位一：中脘，腹部正中线脐以上4寸处。

穴位二：水分，腹部正中线脐以上1寸处。

穴位三：天枢，脐左右两侧各向两旁2寸处

穴位四：气海，腹部正中线脐以下1.5寸处。

穴位五：关元，腹部正中线脐以下3寸处。

穴位六：水道，脐以下大约3寸，关元穴左右两侧各向两旁大约2寸处。

按摩中脘、气海、关元，能有效抑制食欲，有利于腹部脂肪均匀分布；按摩天枢则可以帮助消化、排气、促进肠胃蠕动、排泄废物，当然更有利于消除小腹赘肉。按摩水分、水道，有助于排除体内多余的水分，避免水肿，并且可以帮助肠胃蠕动、锻炼腹肌，避免小腹突出。

穴位按摩方法及时间：每天早晚仰卧在床上，先以上述腹部按摩方法按摩全腹，再依次按摩以上6个穴位，每个穴位各按摩2分钟左右。

4. 耳穴 中医认为耳并不是单独孤立的听觉器官，而是全身脏器的一个缩影，通过按压耳穴可调节人体脏腑功能。实践证明，耳穴能抑制过亢的食欲、促进排泄，是一种方法简单、行之有效的减肥方法。对于糖尿病伴肥胖患者，建议采用王不留行贴压减肥法，避免针刺造成耳廓感染。

取穴原则：①抑制食欲：对于食欲亢进者可选用饥点、渴点等穴，以减少摄食；②调整内分泌：可选用内分泌、胰等穴；③增加排泄量：对于伴有便秘的患者，可选用肺、肾、大肠、小肠、三焦等穴，以促进排泄；④根据患者肥胖的部位，可选用臀、腹等穴。

注意事项：一般夏天 3 ~ 4 天左右要更换耳穴，冬天 4 天。糖尿病患者按压耳穴要注意力度，勿用力揉搓导致耳部皮肤破损感染。胶布过敏者不宜使用耳穴贴压治疗。

5. 药膳

（1）竹笋瘦肉汤

原料：竹笋 300g，瘦肉适量，盐

适量。

做法：先将竹笋洗净，锅中放水煮熟烂后加入瘦肉，加盐调味即可食用。每次午餐、晚餐前先喝汤吃料，也可直接当减肥餐食用。

注：竹笋能祛湿利水，是消除腹壁脂肪的最佳食物。

（2）海带萝卜汤

原料：山楂 10 个，海带 100g，桂花 10g，姜 5 片，萝卜 300g。

做法：把萝卜削皮切成小块，锅中的 1500ml 水大火煮沸后先放萝卜、海带、姜片，待水再度滚时转成小火，直到萝卜、海带煮熟烂，最后加入用纱布包着的其他原料，再煮 15 分钟即可。每次午餐、晚餐前先喝汤吃料，也可直接当减肥点心食用。

（3）冬瓜薏米瘦肉汤

原料：冬瓜 200g，薏苡仁 20g，瘦肉适量。

做法：薏苡仁先煮 30 分钟后，分别

加入冬瓜、瘦肉。

注：冬瓜热量低，能去除身体中多余的脂肪和水分，是最佳消脂瓜类。

（4）赤豆鲤鱼汤

原料：鲤鱼 1 尾（以 1000g 为宜），赤小豆 100g，陈皮、花椒、草果各 7g，葱、姜、胡椒粉、盐各适量。

做法：将鲤鱼收拾干净。将赤小豆、陈皮、花椒、草果洗净，塞入鱼腹。再将鱼放入砂锅中，另加葱、姜、胡椒粉、盐，煲 1.5 小时左右，鱼熟后撒上葱花，即成。

注：鲤鱼被中医认为是健脾利水及减肥的上品，有益气健脾、利水化湿、消脂之功效。赤小豆也是中药利水之物，两者相配，共行健胃醒脾、化湿利水、消脂减肥之功。

（5）绿豆荷叶粥：用鲜荷叶 1 张（约 200g）、粳米 100g、绿豆适量为原料。将米和绿豆洗净，加水煮粥。临熟时将鲜荷叶洗净覆盖粥上，焖约 15 分钟，揭去荷叶，粥成淡绿色，再煮沸片刻即可。本粥能清暑、生津、止渴、降脂减肥。

6. 代茶饮

（1）三花减肥茶：玫瑰花 6g，茉莉花 6g，桂花 6g，川芎 3g，荷叶 6g，水煎代茶饮。

功效：宽中理气，利水消肿，降脂减肥。

适用于糖尿病各型肥胖，尤其适用于情绪抑郁，属肝郁气滞者。

（2）荷叶减肥茶：荷叶 6g，薏苡仁 10g，陈皮 5g，水煎代茶饮。

功效：健脾利湿，减肥消脂。

适用于糖尿病伴肥胖兼高脂血症，属脾虚湿盛者。

（3）决明子减肥茶：草决明 6g，菊花 6g，夏枯草 6g，水煎代茶饮。

功效：通腑泄热，减肥降压。

适用于糖尿病伴肥胖兼便秘或高血压者，属胃热患者。

（4）加味二陈汤：陈皮 5g，制半夏

5g，茯苓 5g，荷叶 6g，泽泻 5g，水煎代茶饮。

功效：理气化痰，减肥降脂。

适用于糖尿病伴肥胖兼高脂血症，属痰湿内蕴者。

（5）玉米须茶：玉米须 30g，冬瓜皮 20g，生姜 3 片。

功效：利水消肿，减肥降糖。

适用于糖尿病伴肥胖兼小便短少浮肿患者。

（6）普洱茶、绿茶：这两种茶均可减肥降脂降糖，可服用。

注意绿茶性凉，勿空腹服用以免伤胃。

7. 饮食疗法 糖尿病伴肥胖患者的饮食对血糖及体重的影响至关重要。其饮食原则有：①合理控制总热量；②平衡膳食，低能量、低脂肪、适量优质蛋白质；③鼓励高纤维饮食，如粗粮和蔬菜；④避免肥腻食物，如肥肉及油炸食品；⑤烹调以清淡为主。

成年糖尿病患者每日能量供给量（kcal/kg）

体型	卧床	轻体力劳动	中体力劳动	重体力劳动
消瘦	20~25	35	40	45~50
正常	15~20	30	35	40
肥胖	15	20~25	30	35

其中，碳水化合物比例 50%~60%，蛋白质 10%~15%（肾功能正常者），脂肪小于 30%。将总量按每日三餐分配分别占 1/5、2/5、2/5。

（1）脂肪：限制饱和脂肪酸与反式脂肪酸的摄入量。饱和脂肪酸的摄入量不应超过供能比的 10%，每日胆固醇摄入量不宜超过 300mg，其中伴高脂血症患者不宜超过 200mg。避免高胆固醇食物，如黄油、甲壳类鱼和动物内脏（特别是心、肾、肝、肠、脑）。

（2）碳水化合物：低生糖指数食物有利于血糖控制。每日定时进餐，尽量保持碳水化合物均匀分配。

（3）蛋白质：肾功能正常者蛋白质的摄入量占供能比的 10%~15%，保证优质蛋白质摄入超过 50%。有显性蛋白尿的患者，蛋白质摄入量宜限制在每日每千克体重 0.8g。

（4）膳食纤维摄入可高于健康成年人推荐摄入量，推荐 25～30g/d 或 14g/4185.85kJ（1000kcal）。豆类、富含纤维的谷物类（每份食物≥5g 纤维）、水果、蔬菜和全麦食物均为膳食纤维的良好来源。

（5）维生素和矿物质：糖尿病患者容易缺乏 B 族维生素、维生素 C、维生素 D 及铬、锌、硒、镁、铁、锰等多种微量营养素，可根据病情需要适量补充。长期服用二甲双胍者，可补充维生素 B_{12}。

（6）建议糖尿病患者戒烟限酒。

8. 运动疗法　运动锻炼在糖尿病伴肥胖患者的综合管理中占重要地位。运动需遵循以下原则：量力而行，适度运动，循序渐进，持之以恒。糖尿病伴肥胖患者运动需在医师指导下进行，运动前进行必要的心肺功能评估，如空腹血糖大于

16.0mmol/L、反复低血糖、合并急性并发症及严重心脑疾病等情况下禁止运动，病情控制稳定后逐步恢复运动。成年糖尿病患者每周至少150分钟中等强度的有氧运动（散步、骑自行车、太极拳、体操等）。如无禁忌证，每周最好进行2次抗阻运动，锻炼肌肉力量和耐力。运动前后要监测血糖，避免运动量过大发生低血糖。

六、常用降糖药物对体重的影响

药物	增加体重	减少体重	对体重影响不大
胰岛素	√		
磺脲类	√		
格列奈类	√		
罗格列酮类	√		
双胍类		√	
糖苷酶抑制剂		√	
DPP-4 抑制剂			√

七、按　语

1. 减肥误区一　追求快速减肥。

糖尿病伴肥胖患者减肥需配合运动及饮食控制，但需要注意切勿盲目追求快速减肥而过度节食及剧烈运动。2013 年中国糖尿病防治指南建议：糖尿病超重/肥胖患者减重的目标是 3~6 个月减轻体重的 5%~10%。过度节食和剧烈运动容易引起低血糖。糖尿病伴肥胖患者饮食及运动应遵循因人而异、循序渐进、持之以恒的原则。

2. 减肥误区二　滥用攻下泻药。

本病常发生虚实之间的转化，患者食欲亢进，过食肥甘，化为膏脂，湿浊化热，形成肥胖。但长期饮食不节，可损伤脾胃，致脾虚不运，久致脾肾两虚，由实证转为虚证。脾肾阳虚，不能化气行水，泛溢于肌肤，使肥胖加重，从而由虚证转为实证或虚实夹杂。因此，在糖尿病伴肥胖患者治疗中应把握扶正和祛邪的力度，不可一味攻下，滥用泻下药，导致腹泻不止，更伤正气。

（执笔人：温月贤）

参 考 文 献

1. 中华医学会糖尿病学分会. 中国2型糖尿病防治指南（2013年版）[J]. 中华内分泌代谢杂志，2014，30（10）：893-942.

2. 周仲瑛. 中医内科学 [M]. 北京：中国中医药出版社，2003：460-464.

3. 郭长青，胡波. 实用针灸减肥 [M]. 北京：学苑出版社，2006.

4. 翁维良，焦东海. 实用中西医结合肥胖病医学 [M]. 北京：学苑出版社，1997.

5. 石劢，朱燕波. 肥胖诊断标准及其临床应用的研究进展 [J]. 中国食物与营养，2014，20（10）：76-80.

6. 张笑梅，朱燕波，邬宁茜，等. 基于不同指标诊断的肥胖与中医体质的相关性分析 [J]. 中医杂志，2015，56（3）：212-215.

肢体凉麻痛

一、糖尿病性肢体凉麻痛的定义

糖尿病患者出现肢体凉麻痛属于糖尿病周围神经病变（DPN），主要是指在排除其他原因的情况下，患者出现周围神经功能障碍。其特点是：肢体对称性疼痛和感觉异常，下肢较上肢多见，以末梢为主。感觉异常有麻木、蚁行感、虫爬感、发热或触电样感觉，往往从远端脚趾上行，可达膝上，患者有袜样与手套样感觉；呈刺痛、灼痛、钻凿痛，似乎在骨髓深部作痛，有时剧疼如截肢般疼痛，昼轻夜重，有时有触觉过敏，甚则不忍棉被之压，须把被子支撑起来，体格检查示足部皮肤色泽黯淡，汗毛稀少，皮温较低；痛温觉、振动觉减退或缺失，踝反射正常或仅轻度减弱，运动功能基本完好。

目前糖尿病周围神经病变的诊断需满足以下条件：

（1）明确的糖尿病病史。

（2）在诊断糖尿病时或之后出现的神经病变。

（3）临床症状和体征与 DPN 的表现相符。

（4）以下 5 项检查中如果有 2 项或 2 项以上异常则诊断为糖尿病周围神经病变：①温度觉异常；②10g 尼龙丝检查，足部感觉减退或消失；③振动觉异常；④踝反射消失；⑤神经传导速度（NCV）有 2 项或 2 项以上减慢。

临床医生或患者亦可通过一些周围神经病变评分量表对是否合并 DPN 进行初步筛查。现今应用较多的评分量表主要有下肢神经损害评分（NIS-LL）、密歇根神经病变筛选表（MNSI）、密歇根糖尿病性周围神经病评分（MDNS）、神经残疾评分（NDS）、神经系统症状评分（NSS）、多伦多临床评分系统（TCSS）。经多个临床研究发现，密歇根神经病变筛选表（MNSI）更适用于糖尿病周围神经病变的初筛，具体量表如下：

（1）对于患者，可通过填写以下问卷评估是否合并糖尿病周围神经病变。

问题	是	否
1. 你的下肢或足部有麻木感吗？		
2. 你的下肢或足部曾经有过灼痛的感觉吗？		
3. 你的双足有感觉过敏的现象吗？		
4. 你的下肢或双足出现过肌肉痛性痉挛的现象吗？		
5. 你的下肢或双足出现过刺痛的感觉吗？		
6. 当被褥接触皮肤时你有被刺痛的感觉吗？		
7. 当你淋浴时，能清楚地感知水温的变化吗？		
8. 你曾经有过足部溃疡吗？		
9. 你的医生诊断过你患有糖尿病神经病变吗？		
10. 你大部分时间会感到虚弱无力吗？		
11. 你的症状在夜间是否会更严重？		
12. 你的下肢在走路时受过伤吗？		
13. 你行走时能感觉到你的双足吗？		

问题	是	否
14. 你足部的皮肤会因为太干燥而裂开吗？		
15. 你被进行过截肢手术吗？		

注：1~3、5~6、8~9、11~12、14~15题每回答一个"是"将加1分，7和13题每回答一个"否"将加1分，4和10题不计分。为了减少潜在的误差，患者事先不能知道得分信息，总分大于4分就应考虑存在糖尿病周围神经病变可能。

（2）对于临床医生，通过以下体格检查评估是否合并糖尿病周围神经病变。

1. 足部外观检查	左（正常/异常/畸形；皮肤干燥；有胼胝；感染；龟裂；其他）
	右（同上）
2. 溃疡	左（有/无）
	右（有/无）
3. 踝反射	左（正常/强化正常/缺失）
	右（正常/强化正常/缺失）
4. 踇趾振动觉	左（正常/减弱/缺失）
	右（正常/减弱/缺失）
5. 单丝压力觉	左（正常/减弱/缺失）
	右（正常/减弱/缺失）

注：足外观：正常0分，异常1分；有溃疡加1分；踝反射：正常0分，强化正常0.5分，缺失1分；踇趾振动觉及单丝压力觉：正常0分，减弱0.5分，缺失1分；总分大于2分可考虑存在糖尿病周围神经病变可能。

二、现代医学对糖尿病性肢体凉麻痛发病机制的认识

高血糖是糖尿病患者肢体凉麻痛发生的主要原因。糖尿病病程长、吸烟、年龄超过 40 岁、糖尿病微血管病变也会增加糖尿病性肢体凉麻痛的发生。糖尿病性肢体凉麻痛的发病机制目前尚未完全阐明，现认为其主要为代谢紊乱所导致的氧化应激、血管性缺血缺氧、神经生长因子（NGF）缺乏等。另外，自身免疫因素、维生素缺乏、遗传和环境因素等也可能与其发生有关。

故需通过详细询问病史，包括糖尿病类型及病程、糖尿病家族史、吸烟史、饮酒史、既往病史等，从而排除其他病变如颈腰椎病变（神经根压迫、椎管狭窄、颈腰椎退行性变）、脑梗死、吉兰-巴雷综合征，或者严重动静脉血管性病变（静脉栓塞、淋巴管炎）等，或者药物尤

其是化疗药物等引起的神经毒性作用以及肾功能不全引起的代谢毒物等对神经的损伤。

三、中医对糖尿病性肢体凉麻痛的认识

糖尿病性肢体凉麻痛属中医"麻木""血痹""痛证""痿证"等范畴。糖尿病日久，耗伤气阴，阴阳气血亏虚，痰浊内生，血行瘀滞，脉络痹阻而导致本症。阴亏是本症发生的关键，气虚是本症迁延不愈的症结，阳虚是本症发展的必然趋势，血瘀是造成本症的主要原因。

1. **麻木为主**　多由肺燥津伤，或胃热伤阴耗气，气阴两虚，血行瘀滞；或气虚血瘀，或阴虚血瘀；或气阴两虚致瘀，脉络瘀滞，肢体失荣。

2. **疼痛为主**　气虚血瘀、阴虚血瘀，迁延不愈；或由气损阳，或阴损及阳，阳虚失煦，阴寒凝滞，血瘀为甚，或复因气不布津，阳不化气，痰浊内生，痰瘀互结，痹阻脉络，不通则痛。

3. 发凉为主 气损阳，或阴损及阳，阳虚失煦，阴寒凝滞则肤凉。

四、糖尿病性肢体凉麻痛的中医辨证分型治疗

1. 气虚血瘀证

症见：手足麻木，如有蚁行，肢末时痛，多呈刺痛，下肢为主，入夜痛甚，少气懒言，神疲倦怠，腰腿酸软，或面色白，自汗畏风，易于感冒，舌淡紫或有紫斑，苔薄白，脉沉涩。

治法：补气活血，化瘀通痹。

代表方：补阳还五汤（《医林改错》）加减。

主要药物：生黄芪 30～60g，当归尾 15g，赤芍 10g，川芎 10g，地龙 30g，桃仁 10g，红花 10g，枳壳 10g，川牛膝 30g。

加减：病变以上肢为主加桑枝 10g、

桂枝尖 10g，以下肢为主加川牛膝 10g、木瓜 10g。

诊治要点：糖尿病性肢体凉麻痛是因糖尿病日久，耗伤气阴，阴阳气血亏虚，血行瘀滞，脉络痹阻所致。本证以气虚为本、瘀血为标，所谓"气不至则麻"，故本方以补气活血为主。注意有出血倾向者慎用。

2. 寒凝血瘀证

症见：肢体麻木不仁，四肢末端冷痛，得温痛减，遇寒痛增，下肢为著，入夜更甚；神疲乏力，畏寒怕冷，尿清便溏，或尿少浮肿，舌质黯淡或有瘀点，苔白滑，脉沉细涩。

治法：温经散寒，通络止痛。

代表方：当归四逆汤（《伤寒论》）加减。

主要药物：当归 12g，赤芍 10g，桂枝 10g，细辛 3g，通草 10g，干姜 6～10g，制乳香 6g，制没药 6g，制川乌 3～6g（先煎 30～60 分钟），甘草 4g。

诊治要点：糖尿病日久气损及阳，或阴损及阳，阳虚失煦，阴寒凝滞，血瘀为甚，故治以温经通络为主，对于阴寒内盛、真阳衰微或有热象的患者不适合。

3. 阴虚血瘀证

症见：腿足挛急，酸胀疼痛，肢体麻木，或小腿抽搐，夜间为甚，五心烦热，失眠多梦，腰膝酸软，头晕耳鸣，口干少饮，多有便秘，舌嫩红或黯红，苔花剥少津，脉细数或细涩。

治法：滋阴活血，柔肝（筋）缓急。

代表方：芍药甘草汤（《伤寒论》）合四物汤（《太平惠民和剂局方》）加减。

主要药物：生白芍 15～30g，生甘草 3～6g，干地黄 15～30g，当归 10g，川芎 10g，川木瓜 6～15g，怀牛膝 15g，炒枳壳 10g。

加减：腿足挛急、时发抽搐，加全蝎 3g、蜈蚣 2 条；五心烦热，加地骨皮 10g、胡黄连 10g。

诊治要点：糖尿病性肢体凉麻痛是因

糖尿病日久，耗伤气阴，阴阳气血亏虚，血行瘀滞，脉络痹阻所致。本证是以阴虚为本、瘀血为标，故本方以滋阴活血为主。注意有出血倾向者慎用，同时本方用于有热象者时，其热是为虚热而非实热。

4. 痰瘀阻络证

症见：麻木不止，常有定处，足如踩棉，肢体困倦，头重如裹，昏蒙不清，体多肥胖，口黏乏味，胸闷纳呆，腹胀不适，大便黏滞，舌质紫黯，舌体胖大有齿痕，苔白厚腻，脉沉滑或沉涩。

治法：祛痰化瘀，宣痹通络。

代表方：指迷茯苓丸（《证治准绳》）合黄芪桂枝五物汤（《金匮要略》）加减。

主要药物：茯苓 20g，姜半夏 10g，枳壳 10g，黄芪 30g，桂枝 10g，白芍 15g，苍术 10g，川芎 10g，生甘草 6g，薏苡仁 30g。

加减：胸闷呕恶、口黏，加藿香 10g、佩兰 10g，枳壳 10g 易枳实 10g；肢体麻木如蚁行较重者，加独活 10g、防风

6g、僵蚕 10g；疼痛部位固定不移，加白附子 10g、白芥子 10g。

诊治要点：此方尤其适用于合并肥胖的糖尿病性肢体凉麻痛患者，其以痰瘀纯实证为主，故治疗以祛痰化瘀为主。

5. 肝肾亏虚证

症见：肢体痿软无力，肌肉萎缩，甚者痿废不用，腰膝酸软，骨松齿摇，头晕耳鸣，舌质淡，少苔或无苔，脉沉细无力。

治法：滋补肝肾，填髓充肉。

代表方：壮骨丸（《丹溪心法》）加减。

主要药物：龟甲 15～30g，黄柏 10g，知母 10g，熟地黄 15～30g，白芍 10g，锁阳 10g，虎骨 10g（现用狗骨 10g 或牛骨 10g 代替），牛膝 15g，当归 12g。

加减：肾精不足明显，加牛骨髓 10g、菟丝子 10g；阴虚明显，加枸杞子 10g、女贞子 10g。

诊治要点：糖尿病日久，耗伤气阴，

内及肝、肾，本方以滋补肝肾为主，适用于纯虚证患者，对于实证患者不适用。

附：糖尿病性肢体凉麻痛辨证论治一览表

分型	辨证要点	方药
气虚血瘀	如有蚁行，肢体末端多呈刺痛，伴少气懒言，倦怠，易于感冒	补阳还五汤加减（生黄芪 30~60g，当归尾 15g，赤芍 10g，川芎 10g，地龙 30g，桃仁 10g，红花 10g，枳壳 10g，川牛膝 30g）
寒凝血瘀	肢体麻木不仁，四肢末端冷痛，得温痛减，遇寒痛增	当归四逆汤加减［当归 12g，赤芍 10g，桂枝 10g，细辛 3g，通草 10g，干姜 6~10g，制乳香 6g，制没药 6g，制川乌 3~6g（先煎 30~60 分钟），甘草 4g］
阴虚血瘀	腿足挛急，酸胀疼痛，或小腿抽搐，伴五心烦热，舌苔剥少津	芍药甘草汤合四物汤加减（生白芍 15~30g，生甘草 3~6g，干地黄 15~30g，当归 10g，川芎 10g，川木瓜 6~15g，怀牛膝 15g，炒枳壳 10g）

分型	辨证要点	方药
痰瘀阻络	麻木不止，足如踩棉，肢体困倦，头重如裹，舌体胖大有齿痕，苔白厚腻	指迷茯苓丸合黄芪桂枝五物汤加减（茯苓20g，姜半夏10g，枳壳10g，黄芪30g，桂枝10g，白芍15g，苍术10g，川芎10g，生甘草6g，薏苡仁30g）
肝肾亏虚	肢体痿软无力，肌肉萎缩，骨松齿摇	壮骨丸加减［龟甲15～30g，黄柏10g，知母10g，熟地黄15～30g，白芍10g，锁阳10g，虎骨10g（用狗骨10g或牛骨10g代替），牛膝15g，当归12g］

五、糖尿病性肢体凉麻痛的其他中医疗法

1. 按摩

适应证：适用于各种证型。

禁忌证：合并严重骨科疾病等不适合

推拿者。

上肢麻痛：拿肩井，揉捏臂臑、手三里、合谷部肌筋，点肩髃、曲池等穴，搓揉肩肌来回数遍。每次按摩时间 20～30 分钟，每日 1～2 次，14 次为 1 个疗程。

下肢麻痛：拿阴廉、承山、昆仑肌筋，揉捏伏兔、承扶、殷门部肌筋，点腰阳关、环跳、足三里、委中、承山、解溪、三阴交、涌泉等穴，搓揉腓肠肌数十遍，手劲刚柔相济，以深透为度。每次按摩时间 20～30 分钟，每日 1～2 次，14 次为 1 个疗程。

2. 药物外治 糖痛外洗方：透骨 10g，桂枝 10g，川椒 10g，艾叶 10g，木瓜 10g，苏木 10g，红花 10g，赤芍 10g，白芷 10g，川芎 10g，川乌 10g，草乌 10g，生麻黄 10g。搪瓷盆中，加水 5000ml 浸泡 100～200 分钟，文火煮沸后，再煮 30 分钟，离火后先熏手足，待药液温度降至 38～42℃ 时，再将手足入药液中浸泡 20 分钟（注意避免烫伤）。

3. 食疗 气虚血瘀者，宜常食黄豆、扁豆、鸡肉、泥鳅、香菇、绞股蓝等；气虚血瘀夹湿者，宜食薏苡仁；肝肾亏虚者，宜常食瘦猪肉、鸭肉、龟肉、荸荠等；寒凝血瘀者，宜常食牛肉、鳝鱼、韭菜、芫荽、蜂胶等；痰瘀互结者，宜常食银耳、木耳、洋葱、花椰菜、海藻、海带、紫菜、萝卜、金橘等；阴虚血瘀者，宜常食乌骨鸡、蚌肉、枸杞子、番茄、百合、丝瓜、芹菜、冬瓜等。

4. 药膳

（1）气虚血瘀者：参苓山药瘦肉汤（党参 10g，茯苓 10g，山药 10g，瘦肉 300g）或当归蹄膝汤（猪蹄 1 只，竹笋 100g，香菇 3 个，当归 10g，牛膝 10g，黄芪 10g，杜仲 15g，生姜 3 片）等。

（2）阴虚血瘀者：黄杞炖鳖汤（黄芪 30g，枸杞子 10g，鳖肉 100g）等。

（3）寒凝血瘀者：当归牛腩煲（当归 6g，肉桂 1.5g，陈皮 3g，牛腩 250g）等。

（4）肝肾亏虚，肌肉萎缩者：牛髓二山排骨汤（牛骨髓 10g，山茱萸 10g，山药 10g，猪排骨 500g）。

（5）痰瘀互结者：怀山药萝卜排骨汤（怀山药 12g，白萝卜 100g，猪排骨 500g）或当归萝卜藕片排骨汤（当归 3g，白萝卜 100g，藕片 30g，排骨 50g）等。

注：糖尿病患者进食时应控制食量，若多食汤类或粥类易引起餐后血糖升高，同时应控制羊肉、猪蹄等富含油脂食物的摄入，以防血脂升高。

5. 代茶饮

（1）气虚血瘀者：黄芪 5g，党参 5g，当归 5g，红花 3g，红枣 1 枚，桑枝 5g。水煎代茶饮。

（2）寒凝血瘀者：肉桂 3g，肉苁蓉 5g，杜仲 5g，当归 5g，丹参 5g，姜 6g。水煎代茶饮。

（3）阴虚血瘀者：木瓜 5g，麦冬 5g，当归 5g，白芍 6g，红花 3g。水煎代茶饮。

（4）肝肾亏虚者：枸杞 5g，女贞子

5g，桑椹子 5g，麦冬 5g，熟地 6g。水煎代茶饮。

（5）痰瘀互结者：白芍 5g，川芎 5g，生甘草 3g，薏苡仁 6g。水煎代茶。或莱菔子茶（莱菔子 5g，丹参 5g，共为细末，沸水冲泡饮用）或山楂丹参茶（山楂 5g，丹参 5g，决明子 5g，绿茶 3g）。

另：四肢或身体麻木不适，筋肉刺痛或拘挛，皮肤灼热或有蚁虫行走感，感觉迟钝等，亦可用"葛根 5g，桑枝 5g，黄精 5g，五加皮 5g，当归 5g"，水煎代茶饮。

六、名家治疗糖尿病性肢体凉麻痛经验方

1. 倪青（中国中医科学院广安门医院）研制的"红花桑麻膏"对于改善糖尿病周围神经神经病变患者肢体麻、痛的症状，疗效显著。红花桑麻膏制作方法：将红花 50g、桑叶 500g、黑芝麻 200g 共

熬浓汁，加高粱饴 200g，熬至滴水成球，收入瓷罐或陶罐，每次 20ml，每日 2 次，温开水送服。

2. 吕仁和（师承施今墨、祝谌予先生）提出糖尿病并发症"微型癥瘕"形成病理假说，重视化瘀散结治法。对于辨证为气阴两虚、络脉瘀阻型的 DPN 患者常选用以下验方：黄精、生地、丹参各 30g，赤芍 15g，皂角刺、秦艽、川断、牛膝、狗脊各 10g，青黛 6g，蜈蚣 1 条，共研末制成水丸。每次 6g，每日 3 次。

3. 祝谌予认为糖尿病的慢性并发症属本虚标实，气阴两伤、脾肾阳虚、阴阳两虚为本，瘀血阻络、痰浊不化、水湿不运等为标。治疗时宜标本兼顾，自拟四藤一仙汤（鸡血藤 30g，钩藤 15g，海风藤 15g，络石藤 15g，威灵仙 10g），适用于症见肢体麻木、刺痛或灼痛、四末不温者。

4. 米逸颖认为 DPN 为气血不足、清阳不升、浊阴不降所致，气虚为本，血脉凝涩为标，故治以益气活血、化瘀通络，方拟补阳还五汤加减（生黄芪 30 ~ 60g，当归 15g，川芎 15g，地龙 15g，红花 10g，桃仁 10g，赤芍 10g，牛膝 10g，细辛 5g。舌质淡者，重用生黄芪 60g，加生晒参 5g；舌质黯有瘀斑者，加苏木 10g、威灵仙 10g；苔腻者，加苍术 10 ~ 30g）。

5. 涂晋文根据经脉循行治疗 DPN，症见肌肤麻木伴肢端疼痛、气短、乏力的气滞血瘀型 DPN，治以益气养营、活血通络，方拟圣愈汤加减（黄芪、党参、当归、川芎、桃仁、红花、鸡血藤、牛膝、水蛭、生地、熟地等）；症见肌肤麻木伴发凉、怕冷，疼痛，遇寒加重的寒凝血瘀型 DPN，治以温通阳气、化瘀通络，方拟桂附八味合黄芪桂枝五物汤加减（黄芪、桂枝、细辛、白芍、熟地、山茱萸、山药、木瓜、全蝎、茯苓、泽泻等）；症见麻木伴灼热刺痛、腰酸头晕的阴虚血瘀型 DPN，治以养阴柔肝、活血通络，方拟神应养真丹加减（熟地、赤芍、白芍、当归、川芎、木瓜、鬼箭羽、牛膝、牡丹皮、鸡血藤、伸筋草等）；症见肌肤麻木伴肢体沉重酸软、胸闷纳呆、舌质紫黯的痰瘀阻滞型DPN，治以化痰行瘀、活血通络，方拟双合汤加减（桃仁、红花、生地、白芍、当归、川芎、半夏、茯苓、陈皮、白芥子、苏木、石菖蒲、竹茹）。

6. 裴正学认为表现为四肢麻木、灼热、刺痛等痛觉、温度觉感觉障碍，感觉神经和运动神经传导速度减慢的DPN，应治以滋阴清热、养血通脉，自拟七石汤加减（生石膏30g，寒水石30g，生龙骨、生牡蛎各15g，赤石脂、白石脂各15g，滑石10g，桂枝10g，干姜6g，生大黄3g，川牛膝10g，木瓜20g，秦艽10g，威灵仙20g，当归12g，生地黄12g）；对于肢体痿废不用的DPN，治以补肾填精，方拟苍山合剂（苍术、山药、玄参、黄芪、生地、葛根、丹参）。

7. 杨叔禹认为DPN是寒凝血虚所致，故治以养血、化瘀、通络，方拟当归四逆汤加减（当归、桂枝、细辛、葛根、天花粉等），制成胶囊，便于患者服用，对于改善 DPN 患者的麻、凉、痛症状疗效显著，临床疗效不劣于 a-硫辛酸胶囊。

8. 仝小林的中药泡足方（生麻黄、桂枝、艾叶、透骨草、川芎、生姜、葱白），具有活血通络、温经散寒之功效，能改善糖尿病周围神经病变疼痛、肢麻、肢凉的症状。

七、按　语

1. 患者由于感觉麻木，对温度、疼痛不敏感，由此发生烫伤、冻伤以及刺伤而不自知，加上自身存在的微循环改变，常引起糖尿病足，是糖尿病致残的主要原因。故平时应加强足部护理：①重视足部自查及保护。每天自查内容：观察双足1～2次，注意足部皮肤颜色、温度改变；检查趾间、趾甲、足底皮肤有无水肿、鸡眼、红肿、甲沟炎、溃疡、坏死等；评估足部感觉减退、麻木、刺痛的程度；足背动脉搏动有无减弱、皮肤是否干燥等。②促进足部血液循环：经常按摩足部；每天进行适度运动，如散步、起坐等，以促进血液循环；冬天注意保暖，避免使用热水袋、电热器等直接暖足，谨防烫伤皮肤而引起感染。③选择宽松的鞋袜，大小适中，鞋子轻巧，鞋底较厚而鞋内较柔软，透气良好；袜子以弹性好，透气及散热性好的棉毛质地为佳。④保持足部清洁，避免感染，勤换鞋袜。建议糖尿病患者每日洗脚，洗脚水的温度要合适，若要泡脚，水温 38 ~ 42℃（用水温计试水温，勿直接用脚试温），时间 15 ~ 20 分钟，洗净后用清洁、柔软的毛巾轻轻擦干，尤其注意擦干趾间；干燥皮肤可以使用油膏类护肤品。趾甲修剪不宜过短，不随意自行剔除胼胝。⑤预防外伤：不要赤脚或穿拖鞋走路，以防扎伤；穿鞋前先检查鞋内有无异物或异常；足部疾患应及时治疗。

2. 目前，对糖尿病肢体疼痛治疗的

药物可选择：甲钴胺和 α-硫辛酸等抗氧化药、传统抗惊厥药、新一代抗惊厥药、三环类抗忧郁药、阿片类止痛药等。

3. 目前非药物疗法还包括低频脉冲疗法、红外线疗法、脊髓刺激、生物反馈和行为对法、外科减压法、磁场疗法、鞘内注射巴氯芬、经皮肤神经电刺激法、高压氧法等。这些方法均显示有一定程度的止痛效果，但临床上仍缺乏足够的对照性验证，应用较局限。

4. 实验研究表明，大多虫类药均有镇痛、抗炎、消肿、调节免疫的作用，尤其是蛇类药，可促进磷物质的产生从而营养神经，缓解神经病变引起的拘挛、抽搐、麻木等症状。①虫类药以祛邪为主，补益作用稍弱，过易伤正，宜中病即止；使用时要注意患者的自身体质，对体弱多病、月经量多、血虚肾亏及肝肾功能不全者应慎用。②虫类药富含异体蛋白，过敏体质及孕妇应忌用。③虫类药多具有毒性，应注意炮制方法及服用方法、用量，以免中毒。④虫类药多性燥，用时当配伍养血滋阴类药物，如当归、地黄、女贞子、枸杞子、白芍、鸡血藤等以制偏胜。对于寒湿甚者，可用乌蛇、蚕沙，配川草乌、苍术；化热者，用地龙，并配石膏、知母；夹痰者，用僵蚕、胆南星、白芥子；夹瘀者，用土鳖虫、桃仁、红花，另外，穿山甲可治疗痉挛疼痛。

5. 藤类药质地坚韧，善于攀越缠绕。藤类药不但具有行气活血和祛风除湿的功效，还能使药"通络引经"，用于痹病尤佳。祛风通络当属海风藤、青风藤、络石藤、丝瓜络等，清热通络当属忍冬藤及桑枝等，补虚而活血通络当属鸡血藤、石楠藤及天仙藤等，且天仙藤能消肿止痛，但天仙藤含有对肾损害的马兜铃酸，故应适量。

（执笔人：曾华蓉）

参 考 文 献

1. 中华中医药学会. 糖尿病周围神经病变中医防治指

南 [J]. 中国中医药现代远程教育, 2011, 22 (9)：119-121.

2. 胡仁名, 樊东升. 糖尿病周围神经病变诊疗规范（征求意见稿）[J]. 中国糖尿病杂志, 2009, 17 (8)：638-640.

3. 南征, 钱秋海, 高彦斌. 糖尿病中西医综合治疗 [M]. 北京：人民卫生出版社, 2002：38-340.

4. 史宇广, 单书健. 当代名医临证精华·痹症专辑 [M]. 上海：中医古籍, 1988：1-4.

5. 王志强. 浅谈虫类药物在痹症中的临床应用浅析 [J]. 中国中医药咨询, 2014, 3 (14)：366.

6. 刘宏艳. 藤类药物在痹症中的应用分析 [J]. 中国实用医药, 20014, 9 (4)：188.

7. 徐江雁, 毋莹玲, 杨建宇, 等. 国家级名老中医：糖尿病验案良方 [M]. 河南：中原农民出版社, 2010.

8. 杨玲玲, 姬航宇, 周强, 等. 仝小林教授外用泡足方治疗糖尿病周围神经病变总结//第十四次全国中医糖尿病大会论文集 [C]. 郑州：全国中医糖尿病大会, 2012.

9. 董振华, 季元, 范爱平. 祝谌予经验集 [M]. 北京：人民卫生出版社, 2012.

视物模糊

一、糖尿病引起视物模糊的常见病因

1. **糖尿病性视网膜病变**（DR） 是糖尿病常见和严重的微血管并发症之一，是一种影响视力甚至致盲的慢性进行性疾病。DR 初期，视力一般无影响，无眼部自觉症状。随着病情进展，可引起不同程度的视力减退、视物变形，或眼前有黑影飞动、闪光感，甚至失明。DR 是糖尿病最严重的微血管并发症之一，具有高度特异性。在发达国家，DR 已成为成年人首要的致盲原因。DR 的主要危险因素为糖尿病病程、高血糖、高血压和血脂紊乱、妊娠和糖尿病肾病。DR 可能与多元醇通路活性增高、晚期糖基化终末产物形成增加、蛋白激酶 C 途径激活、己糖胺通路活性增高、氧化应激等有关。中医药在此领域有一定优势，故为本章主要内容。

2. **屈光不正**　表现为突然发生的短期屈光改变。其发生与血糖升高引起的房水和晶状体的渗透压变化有关。

3. **糖尿病性白内障**　可分为真性糖尿病性白内障和糖尿病患者的老年性白内障。糖尿病性白内障的特点是晶状体前后囊下出现雪片状或白点状混浊。糖尿病性白内障常见于年轻而严重的糖尿病患者，进展较快。糖尿病患者的老年性白内障进展则相对较慢。主要和糖代谢紊乱有关。

4. **糖尿病性虹膜红变与新生血管性青光眼**　多见于严重的糖尿病性视网膜病变患者。原因是广泛的视网膜缺血、缺氧，促成新生血管生长因子表达，诱发虹膜表面产生新生血管，称为虹膜红变。如新生血管累及房角，房水排出障碍而引起眼压升高，则可发生新生血管性青光眼。早期表现为视物模糊，典型表现为患眼畏光、流泪、充血及疼痛难忍、角膜水肿，最终失明。

5. 干眼及眼表异常　表现为眼干、异物感、烧灼感、畏光等症状。

6. 虹膜睫状体炎　大多表现为急性虹膜睫状体炎，发病突然，出现眼痛、畏光和流泪等症状。

上两条统一为：糖尿病性眼表疾病主要表现为角膜敏感度下降、泪液质量异常、泪液分泌减少，可能与糖代谢紊乱及周围神经病变有关。

7. 糖尿病性视神经病变　如视盘水肿、缺血性视神经病变等。糖尿病性视盘病变可无任何自觉症状或阵发性视物模糊。缺血性视神经病变常见视力突然下降，一般患者可准确说出视力下降的时间，多有视野缺损。其原因可能与糖尿病导致的微循环障碍有关。

二、糖尿病性视网膜病变的定义及临床分期

1. 定义 糖尿病性视网膜病变是糖尿病导致的视网膜微血管损害所引起的一系列典型病变，是一种影响视力甚至致盲的慢性进行性疾病。糖尿病性视网膜病变相当于中医学消渴内障。

2. 临床分期

（1）我国糖尿病性视网膜病变6级分期（1985年），目前仍多沿用。

1）单纯型

Ⅰ期：微动脉瘤（即微血管瘤）和（或）并有小出血点。

Ⅱ期：有黄白色硬性渗出或并有出血。

Ⅲ期：有白色软性渗出或并有出血斑。

2）增殖型

Ⅳ期：眼底有新生血管或并有玻璃体

积血。

Ⅴ期：眼底有新生血管和纤维增殖。

Ⅵ期：眼底有新生血管和纤维增殖，并发视网膜脱离。

（2）糖尿病性视网膜病变国际临床分级标准（2002 年）

分级	病变严重程度	散瞳眼底检查所见
Ⅰ	无明显视网膜病变	无异常
Ⅱ	轻度 NPDR	仅有微动脉瘤
Ⅲ	中度 NPDR	除微动脉瘤外，还存在轻于重度 NPDR 的表现
Ⅳ	重度 NPDR	出现以下任一改变，但无 PDR 表现 ①4 个象限中每一象限有多于 20 处视网膜内出血 ②在 2 个以上象限有静脉串珠样改变 ③至少有 1 个象限出现明显的视网膜内微血管异常
Ⅴ	PDR	出现以下任一改变： 新生血管、玻璃体积血或视网膜前出血

NPDR：非增生型糖尿病性视网膜病变；PDR：增生型糖尿病性视网膜病变。

三、现代医学对糖尿病性视网膜病变发病机制的认识

糖尿病性视网膜病变是糖尿病微血管并发症之一。其确切原因不详，可能与多元醇通路活性增高、晚期糖基化终末产物形成增加、蛋白激酶C途径激活、己糖胺通路活性增高、氧化应激等有关。糖尿病性视网膜病变发生的病理改变主要为：视网膜微血管细胞损害，血管通透性增加，视网膜毛细血管逐渐闭塞，无灌注区形成并扩大，视网膜缺血缺氧加重，产生新生血管生长因子，诱发新生血管形成。这些新生血管壁薄且脆，极易出血。在新生血管发生的同时，伴发纤维组织增生，可牵拉视网膜发生脱离。

糖尿病性视网膜病变主要需与急进性高血压性视网膜病变、视网膜中央静脉阻塞、低灌注视网膜病变等相鉴别。

四、中医对糖尿病性视网膜病变的认识

糖尿病性视网膜病变为糖尿病日久伤阴，阴虚燥热，灼伤目络，形成微动脉瘤、出血等；日久耗气伤阴，气阴两虚，气虚无力行血，阴虚脉络运行滞涩，瘀阻于目，致视网膜出血、渗出、静脉串珠等；饮食不节或过食肥甘，脾胃受损，运化无力，痰湿内生；肝肾阴虚，阴损及阳，致阴阳两虚，寒凝血瘀，痰瘀互结，目失濡养。证候特点为本虚标实，虚实夹杂。本虚为气阴两虚、阴阳俱虚，标实为瘀血阻络。

五、糖尿病性视网膜病变的中医辨证分型治疗

本病为糖尿病的眼部并发症，治疗应在控制血糖，改善血压、血脂等全身状况

的基础上，根据全身证候并结合眼底表现进行临床辨证，并及时行视网膜激光光凝或手术治疗，以减少失明的危险。

（一）内治（参考段俊国主编《中西医结合眼科学》）

1. 肾阴不足、燥热内生证

症见：视网膜病变多为Ⅰ～Ⅱ期，全身症见咽干舌燥、易饥多食，小便频多，大便干结，舌红苔薄黄、脉细数。

治法：滋阴润燥。

代表方：知柏地黄丸（《医宗金鉴》）加减。

主要药物：熟地20g，知母10g，黄柏10g，山茱萸12g，山药12g，丹皮9g，泽泻9g，茯苓9g。

中成药：知柏地黄丸，每次8丸，每天3次。

诊治要点：糖尿病性视网膜病变早期，阴虚为本，燥热为标，故予此方滋阴润燥。

2. 气阴两虚、脉络瘀阻证

症见：视网膜病变多为Ⅱ～Ⅳ期，全身症见乏力，少气懒言，口干，自汗，舌黯红或舌胖黯，脉沉细弱。

治法：益气养阴，祛瘀通络。

代表方：生脉散（《内外伤辨惑论》）合杞菊地黄丸（《医级》）加减。

主要药物：党参 10g，麦冬 15g，五味子 6g，枸杞子 9g，菊花 9g，熟地黄 24g，山萸黄 12g，山药 12g，茯苓 9g，泽泻 9g，牡丹皮 9g。如伴有黄斑水肿，酌加薏苡仁 15g、车前子 10g。

中成药：杞菊地黄丸，每次 8 丸，每日 3 次。

诊治要点：糖尿病患者，阴虚为本，肾阴虚导致肝阴不足，故予滋肾养肝治疗。同时兼顾益气活血。

3. 肝肾亏虚、目络失养证

症见：视网膜病变多为Ⅱ～Ⅳ期，眼干涩，全身症见腰膝酸软，头晕目眩，耳鸣，手足麻木，大便干，舌黯红少苔，脉细涩。

治法：滋补肝肾，养阴润燥。

代表方：六味地黄丸（《小儿药证直诀》）加减。

主要药物：熟地黄 20g，山茱萸 12g，山药 12g，泽泻 9g，茯苓 9g，牡丹皮 9g。

中成药：六味地黄丸，每次 6g，每日 2 次。

诊治要点：此方并非纯补药，是补泻兼施的药物，是治疗肝肾阴虚的基础方。痰湿偏盛的患者不宜使用。

4. 阴阳两虚、血瘀痰凝证

症见：视网膜病变多为 Ⅳ ~ Ⅴ 期，全身症见神疲乏力，手足心热，面色㿠白，手足麻木，形寒肢冷，肢体浮肿，舌淡胖少津或有瘀点，或唇舌紫黯，脉沉细弱。

治法：滋阴补阳，活血散结。

代表方：偏阴虚者选左归丸（《景岳全书》）加减，偏阳虚者选右归丸（《景岳全书》）加减。

主要药物：①左归丸：熟地黄 12g，鹿角胶 6g，龟甲胶 6g，山药 6g，枸杞子 6g，山茱萸 6g，川牛膝 6g，菟丝子 6g；②右归丸：制附子 3g，肉桂 3g，鹿角胶 6g，熟地黄 12g，山茱萸 10g，枸杞子 12g，山药 6g，菟丝子 6g，杜仲 6g，当归 6g，淫羊藿 6g。

中成药：左归丸，每次 9g，每日 2 次；右归丸，每次 9g，每日 2 次。

诊治要点：糖尿病患者，病程迁延日久，损及肾阴肾阳，故偏于阴虚者予左归丸，偏于阳虚者予右归丸。同时兼予活血化瘀治疗。

（二）外治

1. **视网膜激光光凝治疗**　主要适用于增生性糖尿病性视网膜病变、黄斑水肿的患者。

2. **玻璃体切除术**　主要适用于玻璃体积血长时间不吸收、牵拉性视网膜脱离等。

附：糖尿病性视网膜病变辨证

论治一览表

辨证分型	辨证要点	方药
肾阴不足燥热内生	视网膜病变Ⅰ~Ⅱ期；口干易饥，便秘；舌红苔薄黄，脉细数	知柏地黄丸加减（熟地20g，知母10g，黄柏10g，山茱萸12g，山药12g，丹皮9g，泽泻9g，茯苓9g）
气阴两虚络脉瘀阻	视网膜病变多为Ⅱ~Ⅳ期；身倦乏力，舌质黯红或舌胖黯，脉沉细弱	生脉散合杞菊地黄丸加减（党参10g，麦冬15g，五味子6g，枸杞子9g，菊花9g，熟地黄24g，山茱萸12g，山药12g，茯苓9g，泽泻9g，牡丹皮9g）
肝肾亏虚目络失养	视网膜病变Ⅱ~Ⅳ期，眼干涩；头晕耳鸣，舌黯红少苔，脉细涩	六味地黄丸加减（熟地黄20g，山茱萸12g，山药12g，泽泻9g，茯苓9g，牡丹皮9g）
阴阳两虚血瘀痰凝	视网膜病变多为Ⅳ~Ⅴ期偏阴虚：手足心热，舌干，脉细	偏阴虚选左归丸加减（熟地黄12g，鹿角胶6g，龟甲胶6g，山药6g，枸杞子6g，山茱

续表

辨证分型	辨证要点	方药
阴阳两虚 血瘀痰凝	偏阳虚：神疲乏力，肢凉浮肿，舌淡胖，脉沉无力	芪 6g，川牛膝 6g，菟丝子6g） 偏阳虚选右归丸加减（制附子 3g，肉桂 3g，鹿角胶 6g，熟地黄 12g，山茱萸 10g，枸杞子 12g，山药 6g，菟丝子 6g，杜仲 6g，当归 6g，淫羊藿 6g）

六、药物使用注意事项

附子因炮制或煎法不当，或用量过大，容易引起中毒反应。

七、糖尿病性视网膜病变的
其他中医疗法

代茶饮

（1）槐花枸杞茶：槐花、茉莉花茶

各 3g，枸杞子 10g。沸水冲泡，代茶饮，每日数次。适用于早期糖尿病性视网膜病变证属肝肾阴虚者。

（2）山楂荷叶茶：山楂、荷叶、谷精草、海带各 6g。水煎煮茶，每日数次。适用于糖尿病性视网膜病变证属肝热血瘀者。

八、按　语

1. 血瘀贯穿于本病整个病程，用药时应注意"止血不留瘀，活血不伤正"的原则。视网膜出血量多或玻璃体积血初发时宜止血兼活血，方药可用生蒲黄汤（《眼科六经法要》）加减，具体组方：生蒲黄 24g，墨旱莲 24g，郁金 15g，丹参 15g，牡丹皮 12g，荆芥炭 12g，生地黄 12g，川芎 6g。数天后待积血稳定，不再有新鲜出血，可给予活血化瘀类方药如血府逐瘀汤（《医林改错》）加减，具体组方：桃仁 12g，红花 9g，当归 9g，生地黄

9g，川芎5g，赤芍6g，牛膝9g，桔梗5g，柴胡3g，枳壳6g，甘草3g。

2. **当归补血汤加味方** 杨叔禹结合临床经验，在前贤医家的基础上设立了当归补血汤加味方用于糖尿病性视网膜病变证属血虚络阻者的临床治疗。当归补血汤加味由黄芪、当归、三七组成。方中以黄芪为君大补元气，以补血活血之当归为臣，佐以"活血不破血，止血不留瘀"的三七。该方具有益气补血化瘀之效，气血调和，则改善局部及全身症状。基础研究显示，该方能明显改善糖尿病大鼠视网膜的通透性，减少无细胞毛细血管和白细胞黏附的数目并降低相关炎症因子基因表达。

3. **用于治疗糖尿病性视网膜病变的其他药物** 导升明、递法明等。

（执笔人：贺春梅）

参 考 文 献

1. 中华医学会眼科学会眼底病学组. 我国糖尿病视网

膜病变临床诊疗指南（2014年）［J］. 中华眼科杂志, 2014, 50（11）: 851-865.

2. 段俊国. 中西医结合眼科学［M］. 第2版. 北京: 中国中医药出版社, 2013.

3. 南征、高彦彬、钱秋海. 糖尿病中西医综合治疗［M］. 北京: 人民卫生出版社, 2002.

4. Dehong Gao, Yijuan Guo, Xuejun Li, et al. An aqueous extract of radix astragali, angelica sinensis, and panax notoginseng is effective in preventing diabetic retinopathy［J］. Evid Based Complement Alternat Med, 2013: 578165.

皮肤瘙痒

一、糖尿病性皮肤瘙痒的定义

皮肤瘙痒是指一种初始无原发性皮损，以瘙痒为主或伴抓痕、结痂、色素沉着等的皮肤疾病。严重者可继发湿疹、皮肤感染、睡眠障碍及其他严重的心理和神经精神障碍等。皮肤瘙痒是糖尿病常见的皮肤并发症，有时也是早期诊断糖尿病的线索之一。

糖尿病性皮肤瘙痒的发病率是正常人群的 2～3 倍，多见于老年人及糖尿病肾病尿毒症期。其主要表现为全身或局部皮肤瘙痒，呈游走性、阵发性，以夜间发作为主。全身性皮肤瘙痒多见于老年糖尿病患者，常由一处开始逐渐扩展，甚至遍布全身；局部瘙痒常见于外阴和肛门，其次是腰背及下肢小腿。

二、现代医学对糖尿病性皮肤瘙痒发病机制的认识

1. 皮肤干燥 糖尿病患者外周血管受损，导致局部皮肤循环不良引起皮肤屏障功能下降，当环境湿度越低，如秋冬季节、空调环境等，皮肤干燥越明显。糖尿病患者糖脂代谢异常，微循环调节机制受损，导致皮肤微循环障碍，加重皮肤干燥。同时随着年龄的增加，皮肤所含脂质成分下降及皮肤屏障功能下降进一步加重皮肤干燥。

2. 血糖 血糖越高，皮肤水分脱失越严重，从而导致瘙痒程度越严重。

3. 神经损伤 糖尿病患者外周神经损伤，导致汗腺排出异常及皮肤角质层含水量减少。

4. 皮肤感染 糖尿病患者由于外周血管受损，导致皮肤血运不良而引起皮肤

屏障破坏，从而易继发细菌、真菌及病毒感染，加重皮肤损伤，引起皮肤瘙痒。

5. 药物过敏 口服降糖药或注射胰岛素引起药物过敏造成皮肤瘙痒。

本病需与慢性湿疹、疥疮等相鉴别。

三、中医对糖尿病性皮肤瘙痒的认识

《外科证治全书·痒风》记载："遍身瘙痒，并无疮疥，搔之不止。"故多将皮肤瘙痒归为"痒风""风瘙痒"范畴。其病因多为外风侵袭，邪恋肌肤，血热蕴于肌肤，不得正常疏泄；或者素体血虚、脾虚而致生风生燥，肌肤失于濡养所致。

消渴病（糖尿病）以阴虚燥热为病机特点，故外邪易于侵袭，同时久病入络，表现为全身的络脉瘀阻。皮肤瘙痒的产生与消渴气阴亏虚，久病入络的特点密切相关。阴血亏虚是气阴亏虚在疾病中的重要病理表现，而血燥生风是病情发展过程中阴血亏虚产生的病理变化,是产生糖尿病性皮肤瘙痒的重要原因。现代人过食膏粱厚味且安逸少动,脾失健运,气血生化乏源而致阴血亏虚、血少津枯,肌肤失于濡养,血燥化风而致痒。阴虚内热,内热郁于血分,灼伤津液,血热内生,血热动风,发于肌肤而为痒。气虚无以推动血行,血行不畅而致瘀;阴虚内热,煎熬津液,耗灼营血而致瘀;故消渴日久生瘀。瘀血阻络,气血运行不畅,肌肤失于濡养,风从内生而致痒,即血瘀致痒。内热郁于血分,耗伤阴血可致阴血亏虚;瘀血不去新血不生,亦可致阴血亏虚。因此,血虚、血热、血瘀三者共为糖尿病性皮肤瘙痒的病理因素。

四、糖尿病性皮肤瘙痒的
中医辨证分型治疗

1. 血热风燥证

症见:多见于青壮年,夏秋季多,皮

肤瘙痒呈阵发性，搔抓后皮肤多见抓痕及血痂，皮肤会出现继发感染或湿疹样改变，舌淡红苔薄黄，脉浮数。

治法：清热凉血，祛风止痒。

代表方：消风散（《奇效良方》）加减。

主要药物：生石膏 15～30g（先煎），生地 15g，当归 15g，胡麻仁 15g，苍术 10g，蝉蜕 6g，知母 6g，苦参 6g，荆芥 10g，防风 6g，刺蒺藜 10g，甘草 6g。

加减：瘙痒明显，加全蝎；血热偏盛，加紫草、丹皮；继发感染，加金银花、连翘、蒲公英。

中成药：乌蛇止痒丸，每次 2.5g，每日 3 次；防风通圣丸，每次 6g，每日 2 次。

诊治要点：糖尿病初期，火热较盛，皮肤瘙痒伴见热象者，以清热为主。此方专用于热盛体质尚健者，不可用于虚者。

2. 血虚风燥证

症见：多见于老年人，病程较长，冬

春季发病，患者多见皮肤干燥、有脱屑及明显抓痕和血痂，有时可见皮肤色素沉着，情绪波动可引起瘙痒加重，舌质淡红，苔薄，脉虚细数。

治法：养血润燥，祛风止痒。

代表方：当归饮子（《重订严氏济生方》）加减。

主要药物：生地 15g，熟地 15g，当归 15g，酸枣仁 15g，黄芪 15g，首乌 10g，刺蒺藜 10g，白芍 10g，僵蚕 6g，荆芥 10g，防风 6g，苦参 5g，川芎 5g，甘草 6g。

加减：年老体虚，加太子参；瘙痒明显，加全蝎；皮肤肥厚，加丹参、鸡血藤。

诊治要点：糖尿病久病，皮肤瘙痒，证见气血亏虚者，以养血润燥为主要治法。方中运用补血养血之品的同时需注意健运脾胃，补气生血，补而不滞。

3. 脾虚生风证

症见：多见于平素体质偏虚年老之

人，瘙痒时轻时重，皮肤多有抓痕及针尖大小血痂，多在进食鱼虾、海鲜、高蛋白饮食及接触化纤衣服及皮毛后出现，常伴有气短乏力，大便稀溏，消化差，舌质淡或淡红，苔白或薄，脉虚细数。

治法：补气固表，健脾祛风。

代表方：玉屏风散（《世医得效方》）合五味异功散（《董国权方》）加减。

主要药物：黄芪 20g，太子参 15g，白术 15g，茯苓 15g，酸枣仁 15g，刺蒺藜 12g，荆芥 10g，防风 10g，陈皮 6g，地肤子 10g，鸡内金 10g，炒麦芽 10g，焦山楂 10g，白鲜皮 6g，苦参 5g，甘草 6g。

加减：大便稀溏，加山药、莲子、芡实；瘙痒明显，加全蝎、蜈蚣（去头足）。

中成药：归脾丸，每次 6~9g，每日 3 次。

诊治要点：糖尿病性皮肤瘙痒证见脾胃虚弱者，治疗上以健脾补气祛风为主。此方用于虚证患者，对于热象重的患者不适用。

4. 湿热下注证

症见：皮肤瘙痒以肛门、阴囊、会阴等部位常见，自觉瘙痒、甚则奇痒难忍、坐立不安，搔抓后局部潮红、微肿或伴少许淡黄色渗液，伴口干、口苦、胸胁胀闷、大便秘结、小便黄赤，舌红，苔黄或黄腻，脉弦数。

治法：清热利湿，解毒止痒。

代表方：龙胆泻肝汤（《医方集解》）加减。

主要药物：龙胆草6g，泽泻10g，柴胡10g，车前子10g（布包），生地15g，栀子5g，黄芩5g，苦参6g，刺蒺藜12g，地肤子10g，甘草6g。

加减：瘙痒明显，加全蝎、僵蚕；瘙痒部位渗液，加茯苓、茵陈；有继发感染，加蒲公英、金银花、连翘、紫花地丁。

中成药：龙胆泻肝丸，每次3~6g，每日2次；二妙丸，每次6~9g，每日2

次；茵陈五苓丸，每次6g，每日2次。

诊治要点：糖尿病病久累及脾胃，脾失健运，湿热内生，故治疗上以清热利湿为主，但需注意顾护脾胃。此方用于实证患者，对于虚证的患者禁用。

附：糖尿病性皮肤瘙痒辨证论治一览表

证型	辨证要点	方药
血热风燥	皮肤瘙痒呈阵发性，部分湿疹样改变，舌淡红苔薄黄，脉浮数	消风散加减［生石膏15～30g（先煎），生地15g，当归15g，胡麻仁15g，苍术10g，蝉蜕6g，知母6g，苦参6g，荆芥10g，防风6g，刺蒺藜10g，甘草6g］
血虚风燥	多见皮肤干燥、脱屑及明显抓痕及血痂，舌质淡红，苔薄，脉虚细数	当归饮子加减（生地15g，熟地15g，当归15g，酸枣仁15g，黄芪15g，首乌10g，刺蒺藜10g，白芍10g，僵蚕6g，荆芥10g，防风6g，苦参5g，川芎5g，甘草6g）

续表

证型	辨证要点	方药
脾虚生风	瘙痒时轻时重,皮肤多有抓痕及针尖大小血痂,伴乏力,舌质淡或淡红,苔白或薄,脉虚细数	玉屏风散合五味异功散加减(黄芪20g,太子参15g,白术15g,茯苓15g,酸枣仁15g,刺蒺藜12g,荆芥10g,防风10g,陈皮6g,地肤子10g,鸡内金10g,炒麦芽10g,焦山楂10g,白鲜皮6g,苦参5g,甘草6g)
湿热下注	以肛门、阴囊、会阴等部位常见,搔抓后局部潮红、微肿或伴少许淡黄色渗液,舌红,苔黄或黄腻,脉弦数	龙胆泻肝汤加减〔龙胆草6g,泽泻10g,柴胡10g,车前子10g(布包),生地15g,栀子5g,黄芩5g,苦参6g,刺蒺藜12g,地肤子10g,甘草6g〕

五、糖尿病性皮肤瘙痒其他中医疗法

1. 外治法

(1)苦参20g,地肤子15g,蛇床子

15g，百部 15g，金银花 15g，煎水洗患处，每日 1 次。适用于皮肤瘙痒皮肤表面无破损者。

（2）苦参 15～20g，蛇床子 15g，明矾 3～6g，煎水洗患处，每日 1～2 次。适用于外阴、会阴、阴囊、肛门瘙痒皮肤表面无破溃者。

（3）黄芩 15g，黄柏 15g，大黄 10g，土茯苓 10g，冰片 6g，煎水洗患处，每日 1 次。适用于湿热下注之皮肤瘙痒皮肤表面无破损者。

2. 食疗

（1）苍耳草粥：苍耳草 20g 洗净切碎，加清水适量，用武火烧开后，转文火煮 10～15 分钟，去渣留汁，再将粳米 100g 与苍耳草汁同入锅煮粥至烂熟，每日 1 次，做早餐食用，有清热、祛风、解毒的功效，适用于血热风燥型皮肤瘙痒。

（2）四物加防风汤：生地 15g，当归 15g，川芎 6g，白芍 15g，防风 15g，同肉类入锅煎汤炖食，熟后加盐少许调味，每日 1 剂，连服 10 天，有补血养肝的作用，适用于血虚风燥型皮肤瘙痒。

（3）黄芪 20g，白术 15g，茯苓 15g，防风 10g，白鲜皮 6g，同肉类入锅煎汤炖食，熟后加盐少许调味，每日 1 剂，连服 7~10 天，有健脾祛风止痒的作用，适用于脾虚生风型皮肤瘙痒。

（4）绿豆薏苡仁汤：绿豆 100g，薏苡仁 50g，加适量水同煮至烂熟，隔天 1 次，连服 7 天，适用于湿热下注型皮肤瘙痒。

3. 代茶饮

（1）三白饮：白芷 6g，白鲜皮、白蒺藜各 5g，水煎代茶饮。

（2）荆白饮：荆芥 6g，白鲜皮、白蒺藜各 5g，水煎代茶饮。

（3）地白饮：地肤子、白鲜皮、草河车各 5g，水煎代茶饮。

六、按　语

1. 糖尿病性皮肤瘙痒平素生活饮食

应注意：①饮食宜清淡，忌食辛辣、腥味海鲜、葱、冷饮、烟酒等刺激性食物。②加强皮肤清洁、保湿润肤护理。③切忌搔抓，因搔抓可使瘙痒蔓延，难以控制。④洗澡频率适度，秋冬季可根据自身皮肤的干燥程度不同，一般1周1~3次为宜。水温要适宜。不要过度用毛巾搓洗皮肤。宜用中性或偏弱酸性的沐浴液或肥皂。⑤穿着柔软纯棉的衣物，避免化纤、皮毛衣物的刺激。

2. 在治疗过程中无论何类证型均应加入安神镇静药，如炒枣仁、远志、合欢皮、柏子仁、煅龙骨、煅牡蛎之类，睡眠改善能加强止痒效果。

3. 虫类药止痒，如蜈蚣、全蝎、僵蚕、白花蛇之类，用药须从小剂量开始，用后无不适再加至常用量。使用前需询问患者是否对鱼虾、高蛋白过敏，是否畏惧虫类药，如有就不用此类药。

4. 治疗此病需注意保持大小便通畅，使病邪有排泄之路。

5. 糖尿病性皮肤瘙痒是糖尿病病变的一种表现，在治疗皮肤瘙痒的同时需注意调整糖尿病阴虚燥热的病理状态，用药宜"清、润、透"。阴虚内热，宜用石膏、知母、生地等滋阴清热；血热、血燥生风宜用荆芥、防风祛风止痒；由燥热、热毒之邪所致血瘀，宜用寒性活血药，如丹参、益母草。

6. 糖尿病性皮肤瘙痒久病入络，宜加入当归、川芎、赤芍、丹参等活血化瘀，取"治风先治血，血行风自灭"之意。

7. 近年来关于中药干预 TRPV-1 的研究为一大热点。瞬时感受器电位受体是存在于细胞膜或细胞器膜上的非选择性阳离子通道蛋白（TRPs）。TRPV-1 是由皮肤中的细胞角质形成细胞表达的瞬时感受器电位受体亚型 1。组胺、类花生酸、缓激肽、前列腺素、神经生长因子和炎性趋化因子可通过激活 TRPV-1，产生和放大瘙痒信号，因此 TRPV-1 是皮肤瘙痒信号传导通路的关键分子。研究表明，寒性中药的成分（如黄芩苷、大黄素）可下调 TR-PV-1 的表达，而热性中药（如吴茱萸碱、桂皮醛）的成分可上调 TRPV-1 的表达，因此寒性中药可能通过下调 TRPV-1 的表达，减少皮肤瘙痒的信号传导，从而减轻皮肤瘙痒症状；反之，不恰当地使用热性中药可能加重皮肤瘙痒。

（执笔人：刘颖）

参 考 文 献

1. 王誉涵，刘玲玲. 糖尿病并发皮肤瘙痒的防治 ［J］. 中国糖尿病杂志，2015，23（5）：479-480.

2. 左亚刚. 皮肤瘙痒症的诊断与治疗要点 ［J］. 中国社区医生，2010（41）：6.

3. 秦慷，陈璇. 糖尿病皮肤瘙痒的病因病机探讨 ［J］. 中医学报，2013，28（178）：401-402.

4. 张香彩，赵峰，张晓娜. 王敏淑教授治疗糖尿病皮肤瘙痒的经验 ［J］. 医学研究与教育，2015，32（2）：103-105.

5. 姜燕生. 皮肤瘙痒中医辨证论治 ［J］. 中国中医药信息杂志，2013，20（6）：93.

6. 杨光华. 皮肤瘙痒之我见//云南省中医药学会、云南省中西医结合学会、云南省针灸学会、云南省民族民间医药学会. 首届兰茂中医药发展学术论坛暨云南省中医药界2014年学术年会论文汇编 [C]. 昆明：云南省中医药学会、云南省中西医结合学会、云南省针灸学会、云南省民族民间医药学会，2014：3.

7. 黄帅立，林志鑫，刘政. 中医治疗糖尿病皮肤瘙痒症用药规律 [J]. 吉林中医药，2014，34（7）：732-734.

8. 廖万清，朱宇. 皮肤瘙痒的研究进展及治疗现状 [J]. 解放军医学杂志，2011，36（6）：555-557.

9. 隋峰，杨娜，朱畅斌. 寒热性中药成分对 TRPV1 和 TRPM8 通道蛋白基因表达的影响 [J]. 中国中药杂志，2010，35（12）：1594-1598.

带下过多

一、糖尿病伴带下过多的定义

带下过多是指带下量明显增多，色、质、气味异常或伴有局部及全身症状者。引起带下过多的常见病因包括阴道炎、子宫急慢性炎症、性传播疾病、生殖器官肿瘤、阴道异物及服用过多雌激素等。糖尿病患者因血糖高、机体免疫力下降，阴道内部糖原增加、酸度增高而适宜念珠菌生长繁殖，故其带下过多常表现为白带色黄或灰白，多数质地黏稠，有时也可质地稀薄，亦可呈白色豆腐渣样或乳凝块状，常伴有臭味及外阴瘙痒、灼痛，与现代医学真菌性阴道炎相似。

二、现代医学对糖尿病伴带下
过多发病机制的认识

糖尿病患者机体免疫力下降，血糖升高时，阴道糖原增加、酸度增高，念珠菌可迅速生长繁殖引起炎症，进而引起带下增多。

诊断依据：糖尿病伴带下过多可根据临床症状、体征及微生物学检查明确诊断。典型糖尿病伴带下过多患者的临床带下特点表现为色黄或灰白，多数质地黏稠，有时也可质地稀薄，典型者呈白色豆腐渣样或乳凝块状，常伴有臭味及外阴瘙痒、灼痛。查体可见外阴水肿、抓痕或皲裂、潮红，阴道黏膜红肿，白色膜状物或白色鹅口疮斑块附于阴道黏膜和小阴唇内侧，易剥离，其下为受损黏膜的糜烂基底，或形成浅溃疡，严重者有瘀斑。非典型病例尚可结合阴道分泌物检查、真菌培养等明确，具有以下阳性结果之一者即可确诊：①阴道分泌物培养或其他试验结果为假丝酵母菌阳性；②阴道分泌物 10% 氢氧化钾湿片/革兰染色显微镜发现假丝酵母菌芽孢或假孢丝。

本病需与生理性白带过多、子宫内膜炎、急性宫颈炎、急性盆腔炎、重度宫颈糜烂、宫颈息肉、黏膜下肌瘤、子宫颈癌等相鉴别。

三、中医对糖尿病伴带下过多的认识

《医学心悟》云："带下之症……不外脾虚有湿。"《傅青主女科》曰："夫白带乃湿盛而火衰……是以脾精不守……"《景岳全书·妇人规》云："带由脾肾之虚滑者多。"糖尿病患者素体虚弱，其并发带下过多乃内在病变与外来感染两方面病因所致，带下的异常往往是机体受邪的反映。外邪致病，多与湿邪相兼为患，加之消渴患者多为阴虚为本、燥热为标体质，湿易热化，湿热之邪贯穿带下病的发生、发展全过程。故糖尿病伴带下过多的治疗需使湿有出路，邪得分消，则带下症自除。

四、糖尿病伴带下过多的中医辨证分型治疗

1. 脾虚湿热证

症见：带下量多，色白，如豆腐渣状或凝乳状，阴部瘙痒；脘闷纳差，舌红，苔黄腻，脉滑数。

治法：健脾祛湿，清热解毒。

代表方：萆薢渗湿汤（《疡科心得集》）加减。

主要药物：萆薢、薏苡仁各30g，赤茯苓、黄柏、丹皮、泽泻各15g，滑石30g，通草6g。

中成药：妇科白带胶囊，每次4～5粒，每日2次，饭后口服；或千金止带丸，每次6～9g，每日2～3次，饭后

口服。

诊治要点：前者用于脾虚湿盛而致带下量多者，而后者多用于蕴而化热，湿热下注，热证较盛者。

2. 肝胆湿热证

症见：带下黏稠如豆腐渣状，阴部瘙痒且灼热，身体发热，脸红，心情烦躁，容易动怒，口苦且干，胸闷，舌红苔黄，脉滑。

治法：清肝利胆，渗湿止带。

代表方：龙胆泻肝汤（《景岳全书》）加减。

主要药物：龙胆草 9g，焦栀 9g，柴胡 9g，黄芩 9g，生地 9g，泽泻 12g，当归 12g，白木通 9g，甘草 6g。

中成药：龙胆泻肝丸，每次 3～6g，每日 2 次，饭后口服。

诊治要点：用于肝胆湿热，湿热带下，兼见胁痛口苦，头晕目赤者。此方专用于热盛而体尚健者，不可用于虚者。

3. 阴虚内热证

症见：阴部干涩瘙痒，白带量多，颜

色赤白相间，头晕，耳鸣，心烦有虚汗，口舌干燥而不欲饮水，腰酸，舌红，舌苔少，脉细数。

治法：滋肾益阴，清热利湿。

代表方：知柏地黄汤（《医宗金鉴》）加减。

主要药物：熟地黄24g，山茱萸12g，干山药12g，泽泻9g，茯苓9g（去皮），丹皮9g，知母24g，黄柏24g。

中成药：知柏地黄丸，每次8丸，每日3次，饭后口服。

诊治要点：本方用于糖尿病日久，伤及肾阴，故以滋肾益阴为主，兼清内热。本方所清内热乃虚热而非实热。

附：糖尿病伴带下过多辨证论治一览表

证型	辨证要点	方药
脾虚湿热	带下量多，色白如凝乳，阴部瘙痒；舌红，苔黄腻，脉滑数	萆薢渗湿汤加减（萆薢、薏苡仁各30g，赤茯苓、黄柏、丹皮、泽泻各15g，滑石30g，通草6g）

续表

证型	辨证要点	方药
肝胆湿热	带下黏稠如豆腐渣状，阴部瘙痒且灼热，烦躁易怒，口苦干，舌红苔黄，脉滑	龙胆泻肝汤加减（龙胆草 9g，焦栀 9g，柴胡 9g，黄芩 9g，生地 9g，泽泻 12g，当归 12g，白木通 9g，甘草 6g）
阴虚内热	带下色白赤，阴部干涩瘙痒，心烦有虚汗，舌红，舌苔少，脉细数	知柏地黄汤加减（熟地黄 24g，山茱萸 12g，干山药 12g，泽泻 9g，茯苓 9g，丹皮 9g，知母 24g，黄柏 24g）

五、糖尿病伴带下过多的其他中医疗法

1. 食疗及药膳

（1）白果马齿苋鸡蛋方：鲜马齿苋 60g，白果仁 7 枚，鸡蛋 5 个。将鸡蛋取蛋清。将马齿苋、白果仁 2 味合捣如泥，入蛋清调匀，以极沸水冲之。每日空腹服 1 剂，连服 4～5 天。适用于证属肝经湿热者。

（2）马齿苋粥：马齿苋 30g，粳米 60g。将马齿苋切成长段，与粳米一起放入锅内，加水适量煮粥，可起到清热利湿、解毒止带之效。

（3）茯苓车前粥：茯苓粉、车前子各 30g，粳米 60g。车前子用纱布包好，水煎半小时，去渣取汁，加粳米煮粥，粥成时加茯苓粉适量煮沸即可，每日空腹服 2 次。适用于湿热下注者。

（4）鸡冠花薏苡仁粥：鸡冠花 30g，薏苡仁 50g，粳米 150g。把鸡冠花（去子）洗净，与薏苡仁及粳米同置砂锅中煲粥，至粥熟烂，供餐时食用。适用于湿热下注者。

2. 代茶饮

（1）鸡冠花饮：取鲜鸡冠花 500g，洗净加水适量煎煮，共煎取液 3 次，每次煎煮 20 分钟，合并 3 次药液煎煮至要干锅时，加入鲜藕汁 500ml，文火煎煮至黏稠时停火起锅，待温将药液吸净，混匀晒干，压碎，每次 10g，1 日 3 次，沸水冲服。

（2）茯苓车前饮：白茯苓 10g，车前子 5g（布包），水煎代茶饮，不拘时用。

（3）鸡冠花椿根皮饮：鸡冠花 6g，椿根皮 6g，水煎代茶饮，不拘时用。

3. 中药熏洗坐浴法

中药熏洗坐浴：中药熏洗疗法的原理主要是根据水浴、药浴、熏浴、蒸气浴的特点，将一些中草药煮沸后，水蒸气含有中药成分，利用其产生的药效熏蒸身体去邪治病。水蒸气产生的热可疏松腠理，开发毛孔，活血通络，使熏蒸药物中的有效成分通过皮肤吸收，直接进入血液循环，外洗时药物直达病所，可直接将病原体杀死，并且局部清洗患处可减少病原微生物再次寄生。

中医认为，糖尿病伴带下过多的内因为"湿热蕴积、湿热下注"，外因为"虫邪侵扰"，故临床熏蒸坐浴方多选用黄柏、苦参、紫花地丁清热解毒、凉血除湿，蛇床子、白鲜皮、川椒杀虫止痒，加减祛风止痒之物。现代医学研究亦证实，黄柏具有抗炎、解热镇痛功效，苦参、黄柏、白鲜皮煎剂对多种细菌、真菌和滴虫均有明显抑制作用，蛇床子、川椒有效成分具有抗真菌、滴虫功效，川椒还对寄生虫的繁殖有抑制作用。药效初筛实验结果表明，蛇床子和川椒1∶1共提挥发油的药效比单味药品挥发油的药效要好，说明蛇床子和川椒可能有协同抑菌作用。

中药熏洗坐浴处方：蛇床子20g，苦参30g，黄柏30g，艾叶10g，川椒20g，薄荷15g，苍术20g，白鲜皮15g，紫花地丁15g，荆芥15g，防风15g。

操作：取2500ml清水煮沸20分钟，滤渣取汁同时加入适量冰片，趁热熏蒸阴道部位，待水温合适时坐浴清洗外阴，1剂/天，早晚各1次，7天为1个疗程，于经期干净后开始进行治疗，每月治疗1个疗程，连续治疗3个疗程。

六、按 语

带下证立论及用药呈百家争鸣之势，其中以傅青主及孟河医派费家的观点尤为突出。

1. 傅青主将带下病分为 5 个病症，分别为白、青、黄、黑、赤带下。傅青主认为带脉损伤，脾气之虚、肝气之郁、湿气之侵，是带下病的基本病机，所以提出"治带宜大补脾胃之气，稍佐以舒肝之品，使风木不闭塞于地中，则地气自升腾于天上，则脾气健而湿气消，自无带病之患矣"。

2. 孟河医派费家治带下证强调治脾为主，次则固肾，并指出肝木侮土、内热伤阴是带下证的病因病机之一，故仍需重视清肝火、养胃阴，并兼顾带有五色，分别治之，注意带下证发病的多因性与治法的临证变化。

（执笔人：纪春敏）

参 考 文 献

1. 刘阳，王建六. 白带增多的常见原因及治疗［J］. 中国临床医生，2003，31（10）：24-25.

2. 贝鹏剑，胡国华. 朱南孙治疗妇科炎症验案二则［J］. 中医文献杂志，2010，28（5）：43-44.

3. 韦思清. 霉菌性阴道炎的诊断及治疗现状［J］. 临床合理用药，2015，8（1A）：180-181.

4. 高玉梅. 霉菌性阴道炎的诊治进展［J］. 医学信息，2015，28（6）：357-358.

5. 徐爱华. 中西医结合治疗糖尿病合并霉菌性阴道炎1例［J］. 中国民间疗法，2000，8（5）：15.

6. 董全芳. 自拟中药内服、外洗方治疗霉菌性阴道炎临床观察［J］. 东南大学学报，2015，34（2）：263-265.

7. 王钦芳. 自制培养液在诊断霉菌性阴道炎中的临床应用［J］. 西南国防医药，2009，19（4）：386.

8. 孙玉英，申春悌. 孟河医派费家带下证治法演进与临证运用研究［J］. 长春中医药大学学报，2013，29（2）：189-190.

9. 陈志霞，黄健玲. 傅青主论治带下病特色［J］. 中医药学刊，2006，24（11）：22-23.